《保健叢書㉘》

寶寶生病怎麼辦 2

王英明 著

李　序

常聽人家說，「老大看書養，老二照豬養。」倒不是老大和老二的待遇果眞有如此天壤之別，而是育兒經大不易。初爲人父母，凡事總是戒愼恐懼，寶寶稍有不適，就慌慌張張，急著翻書查閱，如果書中敘述有未盡事宜，或與老人家的註解不同，簡直就慌了手腳，不知所措。及至老二，過來人有了經驗，即使夜半孩子突發高燒，也不會驚醒全家大小，急著敲開醫師大門了；但又恐稍一疏忽，因而造成無可挽回的遺憾。

其實，育兒固然傷腦筋和充滿艱辛，但也是人生不可少的過程與美好的經驗。坊間的育兒寶典種類繁多，且不乏名家執筆，但除了醫師權威式的口吻外，卻缺乏一種可以了解父母的「蠢」

問題所在，讓家長在醫學知識的獲得外，更能掌握自己寶貝現況的指南。看門診、找小兒科醫師，他們總是太忙，或爲滿室待診的娃兒哭聲而分神，無暇顧及。怎樣才能讓新手媽媽在看書養的當兒，也能有如正和醫師互動一般，讓他也能了解我們的問題，好針對我們的問題個別解答；我們不可能期待孩子自小到大，不生一點小病，不鬧一點問題，但我們期待家裡有一個這樣的「顧問」，讓父母從從容容地解決育兒困擾，陪伴他們長大。

民生報醫藥版創立至今，已有十六年了，在耕耘這個專業的「健康傳播」版面時，我們承蒙許多教授、學者、醫師提供寶貴的意見，或隨時接受諮詢，或發表大作，與我們共同筆耕這塊園地。其中，王英明醫師可以算是最受編輯重視，也最受讀者喜愛的作者，因爲他選材不僅是所有幼兒父母所關切的，他的內容也常在我們之先，提出了一般人最常有的困惑，並詳加解答；除了必要的說明外，王醫師用的語言不是生澀的專業術語，而是病家常見的語彙，像顧氣管、火氣大、心頭皺皺的、這些耳熟能詳的症狀描述，似乎溶合了民間和傳統醫學的看法，但既不具體、又不十分眞實，沒關係，王醫師往往能精確地找出病家何所指，而加以「破解」，讓病人很服貼地信任他的診斷和解決方法。

和王醫師相識多年，除了職務上需要來往外，私下相處，很能深刻體會：他有一般醫者的嚴謹和堅持，卻沒有醫界慣有的冷漠和疏離，相反的，他對於社會十分勇於投入，他寫「寶寶發燒怎麼辦？」、「診療室雜記」，但更多時候，他關心的還有全民健保、消費者保護法、勞保制度、及國人慣行的「偏方文化」、打補針、洗眼睛、洗喉嚨的醫院診所「經營學」。而對於錯誤的做法往往爲文大加撻伐，在犀利的言詞下，不難領略他眞切的心，或許正由於他不止仔細聆聽病人的聲音，也以聽筒按在社會的胸膛上，才能如此深刻理解當前醫療文化的癥結、醫療制度的缺失及病人常犯的錯誤觀念和眞正的需要。

在王醫師即將付梓的《寶寶生病怎麼辦2》這本著作中，不僅有最實際的育嬰指南，也有從上呼吸道到皮膚、肛門、泌尿道一些嬰幼兒常見的疾病，仔細讀來，不僅得到育嬰完整的指導，從哺乳等篇章中你也可以看到不同於你對區公所老是以三言兩語打發病人的印象，在王醫師苦口婆心的敘述中，你會發現：他對父母照顧嬰幼兒責無旁貸的要求；在討論感冒時，他嚴正地指責一些難以改變而積非成是的觀念；這時，我們彷彿又看到熟悉的老醫師在訓斥病人時不苟的態度。

王醫師在《寶寶生病怎麼辦2》這本書中，所要提供的，其實不是給新手父母「照書養」的育兒指南，而是一個開放的「育兒教室」，希望和大家確確實實討論育兒常見問題，及常見的錯誤觀念；許多不覺中由老祖母時代繼承下來的觀念和習慣，他都一一提出來，並加以檢討。它不應僅是「媽媽教室」，而是所有即將或曾和小生命一起成長的大人，例如幼教老師、保母必備的手冊，讓我們一起來認識一個新生命成長軌跡！

民生報綜合新聞中心副主任
醫藥新聞組組長
李淑娟謹記

自序

兒童是不斷成長的個體，由於各種器官的發育及功能尙未成熟定型，若在此過程中，因疾病影響而有差錯，或有缺陷未及矯正，便可能造成身體損傷，甚或害了其一生。由此可見，我們呵護幼兒長大成人，實在是責任不小。

近年來我國社會富裕許多，某些大醫院的尖端研究斐然有成，直追先進國家。不過一般大衆的醫療常識與就醫文化，似未相對成長；不少農業社會留下之舊觀念，仍深深影響民間，各種「到相報」的偏方、秘方大行其道，而很多民衆仍迷信注射補針點滴、打退燒針、洗眼洗喉抽痰（卓正宗教授稱之爲「殖民醫療」）；大醫院門診每日五千人次，創世界記錄，三長兩短的病人，可能領回大包藥袋，卻難以得到什麼保健解說指導與安慰。

個人十二年來之通俗醫學寫作，即是介紹一般小兒門診常見疾病基本觀念，期待家長在面對小兒有恙時，能脫離「只求一時症狀消除」的層次，進而了解疾病對小兒發育成長有何久遠影響、知道如何避免再發、或要不要多治療幾天，以減少後遺症的發生。

本書所有文章幾乎都曾刊載於民生報醫藥版及健康生活專刊「媽媽教室」。個人並未企圖將本書寫得像育兒大全或教科書一樣，各種問題都完整介紹，只是將六年來發表過的文章，選擇適當的內容，剪輯成書而已。不過爲了閱讀方便，也把同一性質題目歸類在一起。又由於不少觀念問題曾反覆在不同篇章、不同時機提及；集成書讀來，不免令人有嘮叨之感，這一點盼望讀者能加以諒解。

第一部分「新生兒」篇，提供了比較完整性的基本育嬰指導。新生寶寶抱回家後，年輕父母所可能會面對的問題，在裡面八篇文章中，大約都可以找得到。

第二部分「過敏及上呼吸道」篇，特別以較多篇幅討論一般人最常見的感冒問題，是因爲這方面的錯誤觀念相當普遍，不但家長們以爲「天冷未添衣會感冒」，連一些大醫院大教授也常在報上發表「最近天氣多變，請大家注意保暖，以免受涼」這樣有違學理的話。雖然明知很難改變傳統的想法，仍盼大衆能以現代科學的角度來看感冒，更不要再以感冒兩字來描述所有的呼吸道疾病。

此一部分另外也介紹呼吸道過敏、淋巴腺炎、扁桃腺炎、腺樣腫、鼻竇炎、中耳炎等小兒常有毛病對身體的影響。

第三、四部分則分別為「皮膚、肛門、泌尿道」篇及「胃腸」篇，談到過敏、尿布疹、濕疹、膿痂疹、肛門癢、泌尿道感染以及副食品、腹瀉、回奶、便秘、腸套疊。

第五部分「感染」篇，包括猩紅熱、日本腦炎、腸病毒、德國痲疹、水痘、玫瑰疹、預防針，大多是配合當時疾病疫情所寫，如「又見猩紅熱」是七十七年夏發表，顯示當時已有不少病例。另外也介紹了小學新生入學補接種的程序。小兒感染症當然不止如此，如欲了解更多，可與筆者其他著作對照參考。

最後有幾篇論及嬰兒猝死、鼻血、頭部外傷、服藥方法、血壓、家庭醫師等雜文，則歸類於「其他」篇。

本書之能出版，必須感謝《民生報》醫藥版前任主編李師鄭先生過去長期之幫忙；尤須特別感謝李淑娟主任的支持指導，並為本文作序。

民國八十三年初夏於北市中華路市曩居

目次

過敏及上呼吸道

皮膚、肛門、泌尿道

胃　腸

感　染

其他

新生兒

迎接新生寶寶回家（上）

年輕的夫婦第一次當爸媽，抱著軟綿綿的「紅嬰仔」回家，難免手足無措。從出生到滿月期間，叫做新生兒期。這段期間從在胎內完全依賴母體，到突然脫離而開始靠自己呼吸、心跳、吸收營養，新生寶寶可以說面臨了鉅大的環境改變；此時由於許多器官及功能尚未成熟，新生兒幾乎隨時都處於「危險」之中，因此必須多加注意，不過有許多狀況是屬於正常的，如能了解，就不會虛驚一場。以下要討論的是幾個新生兒的現象。

體重及身高

正常足月男嬰的平均體重約爲三·三公斤左右（大多數是二·五公斤至三·六公斤之間），身高五〇公分左右（四六公分至五二公分之間）。女嬰則平均為三・一公斤，身高為四八・九公分。生下最初四、五天內，由於吃得比較少，以及呼吸、流汗、大小便等生理作用，會有點脫水現象，體重可能稍減輕，有時可以少到百分之十左右，但一兩禮拜即慢慢恢復並開始增加體重。

呼吸、心跳及體溫

新生兒呼吸非常快，每分鐘可高達四、五十下，有時肚子起伏很大，看起來似乎是用肚子在呼吸，呼吸聲有時很濁，像是有痰塞住，此情形可能延續到三個月大（特別是冬天），在睡覺或吸奶時更為明顯，此是因新生兒鼻孔極細，鼻黏膜較腫脹，再加上一些分泌物如鼻屎常塞住之故，不要誤以為是感冒，更不必去「抽痰」。有時清一清鼻屎會有幫助。

心跳則每分鐘可高達一四〇～一五〇下。新生兒體溫有時不太穩定，甚至很易受外界溫度影響，尤以早產兒為甚。所以在夏天不要穿太多衣物，以免造成「發燒」而緊張。

皮膚上的變化

新生兒在一兩天內，皮膚看起來紅冬冬的，像熟蝦一般，有時會出現一粒粒小紅丘疹，但一周內即會消失，不必處理。也有的新生兒會有皮脂腺分泌過多而堆積或是汗腺阻塞造成的一些粟粒狀的白色小囊，像是小珍珠般的「膿包」（但裡面不是膿）或痱子。「胎記」非常普遍，有的是因微血管擴張形成之微血管痣，有的是要數周才慢慢出現的血管瘤，這些大多以後會自然消褪。屁股上方如有大塊青斑，叫作「蒙古斑」，將近一半東方小孩都有，不過長大就會不見。

如耳垂、手掌緣有小小肉瘤，根莖部很細的話，可以拿細線綁起，讓它自然乾掉脫落，要比長大再處理來得好。長在陰唇的即不需處理。

三、四天後皮膚會變得較爲粉白色，有的人會有脫皮現象。要注意皮膚的清潔衛生，如果有大塊脫皮、鱗狀或大水泡變化，即要送醫。四十八小時內手腳末稍有青紫色變化，仍屬正常，一兩天即會消失。

臍帶的護理

臍帶剪掉後留下在肚臍部位的莖部，通常一周或兩周左右就會自然乾枯變黑而脫落。在此之前要保持局部乾淨（以酒精或優碘消毒），並注意有無紅腫或腐臭分泌物出現。臍帶莖掉落後，少數人因皮膚癒合不好，長出赤紅色的肉芽組織，看起來濕黏且有分泌物，須找醫師以硝酸銀、電燒或開刀處理。如有出血，表示尚未癒合，仍要加強消毒。

肚臍癒合後，如因內膜沒長好，受腹部壓力鼓起一個凸起的小包，哭鬧用力時會更甚，謂之臍疝氣。一般人常用紗布包銅板局部長期壓迫，事實並無必要，因過了周歲腹肌發達後大多會正常。若屆時仍存在，可能即要開刀。

口唇變化

新生兒上唇正中突出的小團叫作「吮珠」，是幫助使唇與奶頭接合更密，以方便吸乳。在口腔上腭中線或牙齦可見到一些黃白色珍珠似的小顆粒；口腔前底舌下，有時也見到內含黏液的囊腫，這些大多會慢慢自然不見，因此不要自行擠壓，以免造成破皮發炎。上唇掀開正中可能有一條厚長的繫帶連在牙齦上，可一直伸入上顎，也是暫可不必理會。

少數新生兒生下即有一兩顆牙齒，此時必須拔除，以免脫落而誤吞或哽住。另外舌下繫帶在新生兒期一般都短而厚，舌尖看起來會凹陷，千萬不要視爲舌繫帶過短而去剪開。新生兒根本不是評估舌繫帶是否過短之時機，剪舌帶更是無必要的手術。

有些嬰兒在口腔內頰黏膜或上下唇內，有一層白白的垢，並不是奶塊，也擦不掉。這是一種俗稱鵝口瘡的念珠菌感染。通常不太厲害時，只要每天塗點紫藥水就可以了，幾天後即會消失。不過比較嚴重時就須由醫師開一些抗黴菌藥方來治療。

小嬰兒的牙齦有時看起來凹凸不平，好像有一個個小包，這是由於黏膜層很薄，底下是牙床，有點白色。另外雙頰內黏膜脂肪比較厚，也像一個鼓起的小肉團，以上這些都屬於正常，無須緊張。

斜視

許多小嬰兒看起來都像有鬥雞眼，大部份是因爲臉型還未完全定型，而兩眼距離較寬，眼球其實在正常位置，乍看就像有斜視的樣子，這叫做假性斜視。一般在幾個月後就會自動回復正常，所以也不須作什麼治療。除非鬥雞眼越來越明顯，就要請教醫師了。

眼睛的分泌物及淚管阻塞、睫毛倒插

新生兒經由產道可能造成眼睛的一些感染，不過現在的分娩例行護理，都已針對新生兒做了必要的預防眼結膜發炎措施。如果出生數天後，發現兩眼有分泌物增加，宜及早送醫。部分較嚴重的感染，如未及時治療，有時可能會造成失明。

不少小嬰兒因鼻淚管（一條很細的管子，開口在下眼角內眥旁，淚水可由此通到鼻子）阻塞，結果滋潤眼球的淚水，無法如平常流向鼻子蒸發掉或吞入食道，此時眼睛堆積了排不下去的淚水，即造成淚汪汪的狀況。淚管阻塞大多在六～八個月後會自然而癒，平時家長以洗淨的手指在眼角按摩，可能有幫助，必要時即須由醫師來決定如何治療。有的嬰兒因下眼瞼睫毛倒翻，緊貼反覆摩擦眼角膜，造成淚水或分泌物增多，應由醫師依不同變化予以處理。

頭上的包包

由於胎兒在產道受擠壓，有時在頭部造成水腫，生下後就可看到一個大包包頂在頭上，叫做「產瘤」。如果以眞空吸吮法產下，更可能有似碗狀帽子的一個大瘤。產瘤會在三、四天慢慢自己消腫，不必任何處理。

如是因生產異常、難產而造成新生兒顱骨外的皮下出血，叫做「頭血腫」，通常是在一側而不超過正中線，摸起來軟軟的，吸收較慢，大約要兩個月，這中間不可用針去抽，而必須由醫師觀察變化。

乳房及生殖器官

不論男女嬰，因受母親體內荷爾蒙影響，都可能在初生幾天時，乳房有鼓起腫大的變化，有的甚至一壓即有乳汁分泌出來。此情形在兩禮拜左右即會消失，但極少數則在三、四個月後仍可摸到乳房腫大。

部分女嬰因母親荷爾蒙影響，在陰道可見到白色黏液，甚至有血狀分泌物（所謂假月經），不過幾天內即會消失。男嬰的陰囊看起來會較大，有一部分人有陰囊水腫現象，以手電筒貼近照射，可見透光的水在內，多數在周歲後水腫即消掉。正常新生兒皆有包皮包住陰莖，是否要例行開刀，見仁見智。不過陰囊的兩個睪丸應該都可摸得到，如摸不到可能是「隱睪症」，要及早求醫。而女嬰的小陰唇、陰蒂較大而外翻，都是暫時的現象，洗澡時要注意翻開，以水洗淨（用小棉棒）。

排便及排尿

在出生一到兩天內所排的便，爲粘稠且墨綠色的「胎便」，然後逐漸轉變成爲稀軟的黃綠色正常便。由於小腸黏膜未成熟，許多消化酵素之作用尙弱（包括乳醣酶、澱粉酶以及脂肪酶），所以消化作用仍不正常，在一個月左右還可見到稀軟帶顆粒的大便。如果是吃母乳，大便可能更稀，次數也相當多，幾乎每吃一次奶，即會解便一次。如果胃口佳、精神好、體重持續上升，就無大礙。

通常出生後新生兒即會解尿，剛開始尿量並不多，幾天後即會增加，甚至每天要排尿二十次以上。有時尿布上可見到染有紅色沈澱物，這是因為尿中有尿酸鹽結晶的關係，不是出血，所以不須驚慌。

迎接新生寶寶回家（下）

神經系統及四肢

新生兒的特點是大腦皮質尚未成熟，因此在五、六個月以內，會有一些不太一樣的神經肌肉反射動作，例如突來的響聲，會使得他兩手兩掌伸開，像嚇一跳地做擁抱狀，甚至連續抖幾下。如把清醒嬰兒仰放，以手托高頭約十五度，猛然放手，也有此種反射動作，如果單邊或雙邊都無此擁抱反射動作，即要送醫。但此反射至遲在六個月大即看不到了。

新生兒躺著時上下肢會彎曲，握拳且拇指握在掌心內。如果單側手臂始終伸展下垂無力，亦要送醫。

另外要觀察的是，平放新生兒，使其仰躺兩腿弓起，然後將膝蓋壓向兩邊，通常兩膝可壓踫到床面，如單側壓不到此種九十度或是觀察大腿皺摺摺痕兩邊不同，亦該送醫，看是否有先天性股骨發育不全或脫臼。

新生兒頭部當然仍軟弱無力，但如拿奶嘴在頰邊刺激，他即會有覓食反應並作出吸吮動作。摸摸看脖子兩側是否有小腫塊，如果有就必須請教醫師，因爲可能是一種血腫塊，不處理以後會形成歪脖子。

回奶

由於新生兒的胃不像成人那樣垂直，食道短、胃容量小、賁門（接連食道與胃的入口）肌肉收縮力不夠，再加上喝奶時空氣容易跑進胃部，所以常會回奶。此種回奶多只是「機能性」，要避免則須注意餵奶姿勢、拿奶瓶方式、吸奶時間控制不要太久、吸奶後儘量不要換人抱或過分改變體位，奶嘴洞不要太大或太小、喝奶喝一半時先坐起排氣，必要時即須請醫師檢查或治療。

如體重增加很理想，精神胃口不錯，每天吐一點奶（每次五〇CC以下）是無所謂的。肚子脹氣也是很正常現象，只要沒有其他異樣，就無關緊要。一般回奶在四、五個月後都會改善，加上固體食品的配合，最後都會使回奶問題消失。

新生兒的睡眠及夜啼、哭鬧

新生兒由於腦部尚未成熟，所以大部分時間都處於睡眠狀態，而在尿布濕（髒）了或肚餓想吃奶時，才會醒過來，估計一天之內大約有廿小時的睡覺時間。

不過有的新生寶寶特別會哭鬧，晝夜不分。對此種小兒宜加以訓練，使其逐漸適應成人社會的習慣，也就是白天不宜讓其睡太久，晚上則換尿布次數不要太頻，使其安睡。

由於哭泣是小兒表達其痛苦或要求的唯一動作，所以常常啼哭不足爲奇。尿布濕或解便、肚子餓當然是新生兒哭泣最主要的原因，但不是唯一的原因。有時他覺得太熱或太冷，有時衣服穿得讓他不舒服，或是躺的姿勢不對勁，有時是肚子太脹（前一餐未消化，後一餐又來），有時只是希望有人抱，都會大哭不止，因此並非一哭就要馬上餵奶。如果他是消化不良、腸蠕動太強、被昆虫咬、生殖器被夾到、甚至是因生病了、長痱子很癢等等，則再餵奶也無濟於事。

有一種新生兒特有的「腸疝痛」，多發生於夜晚，常在每天固定的時間大聲哭鬧，並把兩腿收縮，有時會放屁，怎麼哄都沒有用，不過通常在三個月左右以後，即會慢慢不發作。此種疝痛的啼哭不止，原因至今尚無定論，有的專家認爲會疝痛的寶寶是屬於「緊張型」嬰兒。餵奶時讓空氣進入胃部太多，對奶水的成份過敏或不適應、吃得過飽、太餓、腸胃及神經系統尚未成熟、奶水中的醣類促使腸道產氣，可能都是小寶寶會疝痛的原因。

腸疝痛的發作常在黃昏或深夜，小寶寶突然悽慘尖銳啼哭，手掌緊握，兩腳冰冷並彎向肚子，臉紅唇白，一哭可能要哭上數小時。此時可以規律性搖動寶寶、開車出去兜風、開洗衣機或洗碗機讓他聽馬達有規律的聲音，也可讓他俯臥在大人膝上或敷熱水袋，或在醫師指示下，灌點通大便的甘油（量不要太多，約市售甘油球的四分之一），有的嬰兒在放屁或排便後就止哭了。如沒辦法就只好求醫了。

比較危險的狀況，包括常見的發燒、呼吸道或消化道感染，或者如腦膜炎、頭骨骨折、顱內出血、先天性青光眼、眼睛異物、結膜炎、肛裂、睪丸扭曲、疝氣、燙傷、各種感染、扭傷等等，也會哭鬧不停。不過如屢次有類似大哭，而平時食慾、體重正常，又查不出上述種種原因，則腸疝痛之診斷大概無問題，此時就只好等時間來解決。

生理性的黃疸

台灣的新生兒，百分之八十以上，出生第二、三天起，在皮膚上多少都會顯現出黃疸，也就是皮膚看起來有點黃黃的，有時眼白也會變黃色。一般而言，出生三～五天左右，達到最高峰，多數在一禮拜後都會消失，即使是早產兒，在兩禮拜後，也不致再有黃疸現象。

新生兒會有黃疸變化，大部份屬於無害的生理性黃疸。少數是病理性黃疸，原因包括產婦與新生兒血型作用、蠶豆症、感染敗血症、膽道閉鎖等。生理性黃疸的主要原因有：新生兒肝功能未成熟，以及紅血球過度破壞而產生過多的膽紅素。另外懷孕期長短、出生體重、餵奶開始時間、出生的狀況（太慢開始呼吸）等等，亦會影響生理性黃疸之產生。

現代育兒大多是先在醫院待個三、五天才回家，因此如已出院的新生兒，即使有比較嚴重的黃疸，可能都在醫院做過了處理。在家中的寶寶，出生一兩周內，最好每天在自然光線下，由媽媽觀察一下皮膚的顏色。如果黃疸現象一直未消褪，甚至越來越嚴重，或加上寶寶精神不佳、胃口減少、疲倦、就該馬上找小兒科醫師檢查。

尿布疹及頭皮屑

新生兒因解尿便次數頻繁，有時不免小屁股會因尿液或尿布上的清潔劑刺激而使皮膚變紅、甚至有脫皮、長小泡等變化，一般通稱爲尿布疹。如果不太嚴重，則只要勤換尿布或擦點保護霜劑軟膏即可。厲害的尿布疹則應由醫師開藥處理。有些是合併有念珠菌感染，若不明就裡亂抹藥，可能會越擦越糟糕。

皮脂腺旺盛的結果，有的新生兒頭上或臉頰會長出一堆像頭皮屑的痂塊，只要以嬰兒油輕輕洗去即可，幾星期後情況即減少。不過有時與過敏體質有關，甚至雙頰也有脫皮現象，則應由醫師診療。

母奶才是最好的

母乳的好處

母乳是最適合人類嬰兒之天然食物，尤其是在第一個月內。也就是說，新生兒最好的唯一食品，就是母乳。

母乳溫度適當，隨時可供應而且新鮮、無病菌或汙染之虞。餵母乳之嬰兒，胃腸方面的困擾很少，極少有腸炎，也不會有便秘、過度肥胖的問題（因奶量有限），更少有壞死性腸炎、猝死症、腸絞痛之發生。又因不含過敏成分（嬰兒奶粉是以牛奶做成，內含牛奶蛋白質），所以濕疹、回奶、過敏或不耐性的問題，較不會發生。因此有人建議，家中小孩老大有過敏傾向，老二最好至少餵六個月母奶。

母乳的成分容易消化、吸收率高，含豐富的乳清蛋白，其中之成分對視網膜發展、腦發育、膽酸之結合十分重要。母乳有豐富的必須脂肪酸，另外，所含鐵質吸收率高，使嬰兒在六個月內即使光吃母乳，也沒有貧血之虞。其電解質也分配適當，不但可降低腎臟負荷，也減少日後的心臟病、高血壓之發生率。

母乳有極佳的免疫作用，因為含有一些巨噬細胞及抗體，可以對抗許多病原體，因此餵母乳的小兒，呼吸道及消化道感染比例遠較餵奶粉者為低。無論嬰兒配方奶粉做得多好，但免疫成份是沒有辦法添加的。

另外，餵母乳對母子雙方之心理情緒、滿足感、將來嬰兒人格發展、心智發育，皆有正面的影響。

母乳不足？

一項統計顯示，台灣產婦在新生兒滿月時，僅有百分之十以母乳哺育嬰兒，絕大多數是以嬰兒配方奶粉來養小寶寶。到三個月時，純粹以母乳哺育者，僅剩下百分之五。

至於不選母乳的理由，包括有：⑴產假短，要上班⑵自認身體不好⑶麻煩⑷擔心影響身材。而哺母乳一段時間又改爲配方奶的理由是：⑴產假結束⑵奶水不足⑶麻煩。

由此可知，產婦不願餵母乳，除上班因素外，主要是信心不夠及怕身材起變化、怕餵奶過程的辛苦麻煩。社會影響因素確實也占了極大分量。台灣的孕婦很少在分娩前即與小兒科或家庭醫學科醫師溝通孕期生理、優生保健、育嬰準備工作以及哺乳方式等問題。她們聽到的都是哪一牌奶粉比較好、或男嬰適用哪一牌。許多產婦未明瞭泌乳生理機能、缺乏過來人或專業人員的鼓勵指導，本身意願興趣不高，再加上強勢的奶粉廣告宣傳，以及部分人以訛傳訛的誤導，得不到充分的心理支持，難怪還沒餵或餵幾次就宣稱：奶水不足。殊不知奶水是會越吸越多的，如不好好吸，當然會越來越少。

其實現代人營養比以前人優厚得多，孕婦或產婦大多在老公、家人、親友的呵護下，被照顧得無微不至，要說「人虛」「營養不良」「奶水不夠」，實在令人難以相信，產婦如能先了解母乳對新生兒的好處，再稍了解母乳分泌的生理，加上自己給自己信心，奶水一定沒有問題。專家有言：「有信心能成功餵好母乳之母親，通常往往就眞如所願。」如銘記在心，一定有幫助。

少數不能餵母乳的狀況

眞正不能餵母乳的禁忌很少，即使有，其中大部分都可以安排克服，端看是否眞的有心去餵母乳。

某些產婦感染症如：尿道炎、肺炎、腸炎、梅毒、疱疹、水痘、敗血症、腎炎、結核病、傷寒、瘧疾或子癇、乳癌、精神病，除非已受到良好控制而證實無感染可能或危險，否則不適合餵母乳。而嬰兒如果爲極度早產、特殊疾病則應改用適當奶粉或方式供給營養。

過去常視產婦的乳腺發炎爲餵奶禁忌，現在多認爲不須停餵母乳，適當的排除乳汁並作熱敷，反而有助其恢復。產婦在吃抗生素時，如在醫師指導下，仍可安全地授乳。有許多外行人常說B型肝炎帶原母親不可以餵母乳給小孩，其實是錯的，母乳中的肝炎抗原極微，不致造成感染，更河況不從母乳也會從別的途徑傳染。而且目前已實施新生兒肝炎疫苗預防注射，因此更不虞有感染危險。不過如乳頭出血，則最好暫停餵乳，只吃另一邊。

有些媽媽誤以爲感冒時餵母乳會傳染給嬰兒，其實感冒病毒的傳染是經由鼻水、雙手、打噴嚏，而不是從乳汁。所以產婦如有感冒症狀，只要餵奶或抱小孩時戴口罩，並在抱小孩前勤洗雙手，不必停餵母乳。

儘量以母乳哺育新生兒

從科學驗證及自然原則來看，絕大多數母親都有能力，且有足夠奶水來哺育小孩，而且對身材也沒影響，端看作媽媽的有無信心、耐心及愛心罷了。只要想到對小寶寶有好處，不要怕麻煩，即使產假結束要上班，也可以在上班後保持早晚餵三次母乳，中間才以奶粉取代，甚至可以擠奶水放冰箱，白天由別人餵冷藏再加溫的母乳。餵母乳應該至少三～六個月，越慢開始吃奶粉越好，因奶粉含有牛奶蛋白質，到六個月後，嬰兒胃腸機能及抵抗力好些才餵，即使有過敏體質，反應也不會那麼厲害。

怎樣開始餵母乳？

如果分娩過程十分正常，沒有什麼併發症，母子均安且精神情緒穩定，產婦在產檯上就可以先抱抱新生兒並試餵第一次奶了。此種初次的接觸十分重要，不但可給產婦極大滿足，新生兒也可感受到一份親情。這時候，如果醫師同意，就是開始餵母乳的時機。專家的意見認爲，能夠越早開始，對以後的哺乳越有利。

當奶頭輕觸小寶寶的臉頰時，小寶寶會有一種「尋乳」反射動作，即主動將嘴巴轉向乳頭並張嘴試著要含住乳頭。此時最好由產婦或旁人協助將乳房推到適當位置，並使嬰兒的嘴巴含住整個乳頭及乳暈（即周圍較黑皮膚部份），由舌頭及硬腭來擠出乳汁，而不是只以牙齦咬乳頭。另外有時要稍壓住乳房上方接近嬰兒鼻孔處，以方便嬰兒呼吸。

第一次餵奶只須五分鐘左右，然後再換另外一邊。通常在剛開始先有所謂「初乳」之分泌，看起來比一般奶水要稍濃稠一些，顏色也較深，量少但含有養分以及最多的抗體，對新生兒相當有幫助。如果孕期乳房護理做得很好，正常的母乳隨後即會漸漸越來分泌越多。不要太心急，因為剛開始總會不太習慣，慢慢小寶寶就會頻頻要奶喝了。

在餵奶的頭幾天，只要嬰兒清醒就可以餵母乳，每邊可餵十分鐘，不要害怕奶水不夠，只要寶寶吃完會小睡幾小時，就表示足夠。當他一醒就可以再給他吃，如此反覆練習，產婦的乳房受一再吸吮的刺激，乳汁會越製造越多，此時出院回家，就會有充沛的奶水。通常產後第三天，每一邊乳房可餵食十分鐘以上。其實百分之八十的奶量，在前四分鐘內大約就已吸吮完畢，不過所含的熱量會在後面越來越高，故還是儘量要將每側奶水吸完。滿月左右，每次吸奶不過花半小時而已，因此初次餵奶的產婦，不要對餵奶工作過分畏懼或怕麻煩。

頻頻餵奶，有時會造成乳頭龜裂或刺痛，所以除非必要最好不要一個半或兩小時不到又再餵奶，但也不要拖到四、五小時後才餵第二次，因為隔太久，有時奶頭刺激不夠，乳汁會分泌減少。如果奶漲，可以縮短餵奶間隔，而不要增長餵奶時間。餵奶前也可先在乳房以熱毛巾熱敷或洗個熱水澡。在吸奶前，最好以手將乳汁擠出一些，使乳暈部變柔軟點，乳汁即可能較易流出。

奶水會越吸越多，嬰兒的吸吮是促使乳汁分泌最重要的刺激。出生一兩星期，平均每天可餵母乳八～十二次，以後可減為八～九次，到四個月大即可改為每天六次左右。通常每側餵乳時間爲五～廿分鐘，如超過半小時才完成吸吮動作，有可能表示吸吮方式不對或眞的奶水不足。母乳一天約產生七五〇CC左右，足夠供給嬰兒營養到四～六個月大。判定奶水不足有幾個方法：一是在醫師診察下，確實有生長遲緩現象（註），其次是每天尿布潮濕少於六次，或呈現深茶色尿。另外如無其他問題，每次吸完奶仍是大哭、不肯入睡，也要考慮是否奶水不足。

有的產婦很焦慮嬰兒吃不夠，也未先評估就認爲小孩「不長肉」，因此每次餵母奶後都要再添一些嬰兒奶粉或開水、葡萄糖水，以奶瓶來餵食。由於兩種哺育的吸吮方式不同，會造成嬰兒困惑，更可能因吸奶瓶較容易，而不肯好好吸母乳，同時被配方奶水或開水餵飽了，下次索乳意願降低，也就減少對乳房的刺激，久而久之可能變成眞正奶水不足。所以應該避免以兩種奶水來餵新生兒。當然在滿月後或甚至四、五個月後，如嬰兒吸母乳已習慣，在有必要時可以改一兩次餵配方奶粉，這樣做是可方便母親有空去做一些自己的事情。

剖腹產也常成爲產婦拒餵母乳的理由之一。其實剖腹產後，如無重大併發症，在十二小時左右，痲藥效果過去，產婦處於淸醒狀態，就可以在旁人幫忙下，開始嚐試第一次餵母乳。爲免傷口疼痛，可在其上放個枕頭，再將嬰兒放在枕頭上，嬰兒頭下也可以放另一小枕頭支撐，在產婦半躺姿勢下（將病床搖高），即可開始餵母乳。

如產婦使用藥物，可由醫師判定並把給藥時間定在每次餵奶後，可使下次餵奶時，藥劑濃度降到最低值，減少對新生兒的影響。

新生兒如有種種併發症而不能立即餵母乳，可先將母乳吸出冷藏保存，俟情況許可再解凍拿出使用。

最後要再次強調的是，任何健康的母親都有能力並有足夠的奶水來哺育嬰兒，「奶水不足」是可能性很小的一件事，而往往是意願不足的藉口。餵母乳除心理外，學習如何餵亦十分重要。不過哺餵母乳並無固定模式可循，最好依個人習慣及方便，最重要是依嬰兒需求來調整。除非有特殊狀況，否則越早開始越好。但即使錯過早期哺乳，只要有信心，且作好心理及乳房之準備工作，隨時都可以成功地餵母乳，除非妳很早就打了退奶針或吃藥使乳汁不分泌。

註：所謂生長遲緩，是指出生十天後，嬰兒體重仍持續下降，或出生三星期，體重反比出生時為輕。

認識奶瓶哺育（上）

某些母親因意願不高，或有許多本身及工作上的顧慮，選擇以奶瓶來代替母乳。此情形在台灣十分普遍，因此了解奶瓶哺育種種問題，就變得十分重要了。

一歲前不可喝牛奶

一般人說：「我們家初生寶寶是喝牛奶的」，其實這句話的意思是指以嬰兒奶粉來餵小兒，但卻誤拿「牛奶」來形容「嬰兒奶粉」了。像鮮奶或全脂奶粉沖泡那種成人喝的奶，才是牛奶，而小嬰兒喝的並非眞正的牛奶。牛奶是給小牛喝的，小牛體積龐大，需要的營養與人的嬰兒不同，所以牛奶與母奶有許多差異。

小嬰兒是不可以喝牛奶的，牛奶有比母奶高出三倍的蛋白質及礦物質，小寶寶的器官及消化功能未成熟，無法承受，不但腸膜會受刺激而出血，也會產生多量尿素，增加腎臟負擔。又因牛奶的鈉離子太高，鈣離子過低，嬰兒喝了會造成低血鈣抽搐，也會因鐵吸收率低而致缺鐵性貧血。牛奶的乳糖比例太低，脂肪也不易被吸收，更缺乏一些嬰兒成長必須的維生素。

凡此種種皆證明，一歲內嬰兒不可拿牛奶來餵食。牛奶要經過特別技術加以改造，將其成份重新配過，去蕪存菁，並添加一些必需的營養成份，使內容及比例儘量接近母乳，如此製造出來的即是嬰兒吃的奶，但已不是原來的牛奶形態了。因其成份就像藥品配方一樣，所以叫做「嬰兒配方奶」。而爲了方便保存、攜帶、運送，把奶水做成罐裝奶粉，要吃的時候再加水還原成奶水，此種奶粉謂之「嬰兒配方奶粉」。所以我們應該說：給嬰兒吃配方奶粉，而不是給嬰兒「吃牛奶」。眞的給嬰兒喝牛奶，是有生命危險的。

在美國由於嬰兒也習慣喝冰奶水，故市面上大多只有罐裝已做好的配方奶水，一打開就可以喝，不必再沖泡，而奶粉較不容易買到。喝配方奶水不但方便，也省去沖泡的麻煩，不致發生加水的錯誤，更減少沖泡過程可能的汙染。

配方奶由於以嬰兒容易吸收的植物性脂肪代替牛奶的動物性脂肪，所以失去原有的奶香味，我們覺得難喝，小嬰兒卻別無選擇且喝得津津有味。

廠牌選擇及所謂「奶粉不合」

目前市面各種普通嬰兒配方奶粉，不下二十種廠牌，成份大同小異，並競以母乳化來宣傳。許多廠牌更有所謂三階段、補血、成長、高蛋白或較大嬰兒配方奶的不同規格。另外有一些配合不同性質或疾病而做出的不同配方奶粉，例如因腸炎而改吃的去乳糖豆奶配方、低過敏配方、慢性腸炎吃的元素奶配方、苯酮尿病兒吃的低苯氨基丙酸奶配方、早產兒配方等等，實令人眼花撩亂，商品競爭也非常激烈。

在美加地區，嬰兒奶水廠牌不過三、四家，而且沒有所謂較大嬰兒奶水（粉），不吃母乳的家庭，都是就有限的三、四種牌，選一種給嬰兒吃，一直到周歲，再改爲一般牛奶，而且過了周歲大多以固體食物爲主，不再抱奶瓶。因此他們困擾很少，這是因所有嬰兒配方奶都是以牛奶爲基礎，以母奶爲範本做出來的，營養成份相差不多。健康正常嬰兒應該對任何一廠牌奶水都能適應，不須花腦筋去選擇，也不怕「不合」。

嬰兒配方奶並沒有男女嬰專用之分，在台灣有時市場耳語會說某牌是男嬰吃，某牌是女嬰吃，實在是無稽之談。不過站在醫師立場，也很難說哪一牌才是最好的。如要嚴格挑剔，則必須指出，成份內容比例越接近母乳的越好，至於是哪幾種牌子，可以請教你的家庭醫師或小兒科醫師。

正常嬰兒不至於對某一牌「不合」，否則那麼多廠牌，大家豈不是在賭運氣？所謂的「不合」，往往是出諸主觀或誤解。出生兩三周內，腸胃功能未成熟，大便會較爲稀軟，皮膚也常有一些大小紅疹、皮脂腺變化，可能會因此認爲奶水「過敏」「不合」。有時奶瓶或泡奶過程及手汙染，造成腸炎，也被誤以爲奶粉不合。

因此最好是經過醫師分析診斷，再作更換廠牌打算。雖然某些廠牌對某些小兒可能吸收上會有差異；眞正的「不合」，其實是指一些無法適應奶中的動物性蛋白質或乳糖者，此時要換的是另外一種配方，而不是換廠牌所能解決。

應該喝多少奶水？

剛出生的新生兒，如情況穩定後，越早開始餵奶越好，不但可防止低血糖或某些電解質代謝的不平衡，也可促進腸內正常菌生長，幫助分解膽紅素，減少黃疸的產生。有些醫院會先以葡萄糖水試餵，三小時後無問題就開始喝半奶，進而三分之二奶，最後在廿四小時內餵全奶（即正常濃度），每次約三〇～六〇ＣＣ，一禮拜左右的嬰兒，每次可喝到六〇～九〇ＣＣ，間隔三～四小時左右，體重低的可能要三小時一次，依每個嬰兒不同情況來調整。

嬰兒如在十五～廿分鐘喝完奶，吃完即安睡或自己玩，就表示喝的量夠。原則上儘量養成較規則的餵奶習慣，最初一周每天可六～九次，滿月後六～八次，以後四小時一次。三個月內嬰兒依體重每公斤每天可喝一八〇ＣＣ左右，即一百廿卡之熱量。四～六個月後每公斤每天可喝一六〇ＣＣ（最多可到一八〇ＣＣ）左右。不過也不必一成不變，偶然要有彈性，依每個嬰兒胃口而定。

兩個月以後嬰兒，如果一覺到天亮，半夜那次即可省去。到了六個月大，每天喝四次奶應足夠。八、九個月到周歲前應將奶水減少到每天三次，而過了周歲應該每天不要超過兩次，且在一歲半以前，要儘量把奶瓶戒掉，改用杯子來喝奶。

哭了就餵奶？

每個嬰兒餵奶的量可能有差異，有些人食量不大，可是發育正常，持續成長。「大小頓」也是正常的，不必每次強迫嬰兒都要喝一定的份量。如果醒來，通常小寶寶會哭，這時可能有很多因素要考慮爲什麼會哭？如果是因消化不良而腹脹，這時以爲他又餓了，馬上又再塞一次奶瓶，可能會使他吃後哭得更厲害，甚至吐奶，因此每次哭就餵奶是沒必要的。以奶瓶餵食如不知節制，一哭就餵或希望小寶寶胖一點，家長有面子，結果可能造成小胖娃，將來就縮不回去了，以後還是會有煩惱。

認識奶瓶哺育（中）

奶瓶的消毒

小嬰兒所用奶瓶奶嘴，一定要經過消毒煮沸，以防萬一有細菌或病毒汙染，造成小兒腸炎而增加麻煩。因爲微生物是眼睛看不見的，不要以表面「乾不乾淨」來認定。此種煮沸食具的過程，最好能繼續至少六個月。能做到周歲當然最好，因爲小兒腸胃道抗體要一歲半才能達到大孩子的標準。

有些家長知道要消毒，但只準備一個奶瓶，每早煮沸一次，以後當天都重複使用同一瓶，每次以開水沖沖了事。這樣是沒什麼意義的，必須每一次每一個奶瓶都要再重新消毒過才可使用。

煮沸消毒最簡單的方式是將奶瓶放在水中煮（應備有六、七個以上奶瓶，早上一次同時消毒）。當水沸騰十五分鐘後，將奶嘴丟入再沸騰三~五分鐘。現在也有一種專用煮鍋，只要加點水、插電即可，是利用蒸汽消毒方式，可以一次好幾個奶瓶一起處理，當沸騰後可再放入奶嘴一併消毒。

消毒完可以把鍋中水份倒掉，用小火快速烘乾不要留水份，再以洗淨的手將每個奶嘴倒扣入奶瓶轉緊，然後全部放入冰箱，要用時再取出使用。

爲方便消毒，奶瓶最好選擇玻璃瓶，奶瓶口不要太小。奶嘴則以不會斷裂或壓扁、耐熱良好（煮後不致黏在一起）且合乎國家標準者。拿出奶瓶時不要碰到瓶口或裡面部分，以免汙染。

泡奶的方法

每次泡奶前切記一定要先洗淨雙手，每一個餵奶（或抱小孩）的人也都要先洗手。

泡奶的理想水溫是攝氏三十七到四〇度左右。不要使用插電式熱水瓶的熱水，因沸騰時間可能不夠。將水在瓦斯爐煮開後待冷卻再沖泡奶粉，三分之一熱開水加三分之二冷開水混合也可以。由於國人習慣熱食，因此也認爲非要給嬰兒喝熱奶水才行，其實這只是一種文化及習慣。如果水已煮開過，冷熱並不會影響小孩健康。

泡奶時要依每種廠牌奶粉沖調方式，每次以其附送的湯杓，取出平匙的奶粉。先算好每匙要泡幾ＣＣ之開水，最好以整數匙方式，例如每匙泡三〇ＣＣ者，就加水成爲三〇或六〇、九〇、一二〇、一五〇、一八〇ＣＣ，而每匙泡六〇ＣＣ者，就以六〇、一二〇、一八〇ＣＣ爲單位，比較精確。泡奶時應先將開水放入奶瓶內，加到所需之ＣＣ數的格線上，再將奶粉平匙一杓杓放進去，慢慢充分搖勻，不要太用力震盪，否則容易產生過多泡沫。不可以先放奶粉再加水到所需格數。

不要用太熱的沸開水泡奶，也不要將奶水加熱過度，否則可能破壞某些營養（如維生素）。如嫌麻煩，可以將一天份每瓶之奶水調好，好幾瓶一齊放置冰箱，要餵的時候再拿出來溫熱，但不要在微波爐加溫，因冷熱感覺不出來，怕不小心燙到小兒。超過廿四小時未吃完之奶水，應予拋棄，夏天時更該小心，奶瓶放置桌上超過三、四小時，說不定已經長病毒或細菌了。

奶水要不要喝光？

理論上每一次喝奶，都應剩下一點點。如每次都喝得精光，可能表示喝不夠，或須加固體食物了。每餐喝的不一樣多，應該是正常的。

配方奶要喝到多大？

配方奶一般可分為新生兒吃的「嬰兒配方奶」（Starting formula）及「較大嬰兒配方奶」（Follow up formula），嬰兒配方奶粉由於添加了適合嬰兒的各種營養劑，成份也針對嬰兒生長發育而作了調整，所以至少要喝到周歲，在營養上才比較完全。

在成份上與原來母牛所產的無任何改變之牛奶，也叫做全脂奶（實際上是單指其脂肪成份未變更之意）。全脂奶對一歲內嬰兒是不適合的，也容易造成貧血。如已近周歲，體型太胖而不希望給他過多的營養，則可以提早改為牛奶（全脂奶），不須再喝營養較多的配方奶。過了周歲，由於胃腸、腎臟功能成熟，加上食物來源有很多種選擇，不是單靠奶水，這時不再喝配方奶，改喝牛奶對營養補充也不會有很大差別。為了方便、便宜、味道較香，周歲後喝牛奶是可以的，但次數應減為兩次左右即可。

我們可以打個比方，周歲尤其六個月以前，只開一家公司（只喝奶水），當然非賺錢不可，所以一定要給他最好的，也就是配方奶。但過了周歲，由於開了十家公司，原來那家也就沒那麼重要，故改用比較普通的奶（即牛奶）也無所謂，反而別家公司（魚、肉、蛋、菜、水果、飯、麵等）重要性占有十分之九，更要特別費心。其實嬰兒過了六個月，奶水重要性本就慢慢減少了。

較大嬰兒配方奶是為配合嬰兒成長，而提高蛋白質營養成份的比例，但降低了脂肪比例，所做出的奶粉。因此並不一定意味「更加營養」，只是對六個月後，不太重視餵食固體食物的一些人，提供了嬰兒蛋白質較多的來源。「較高蛋白質配方」是正確的稱呼，稱為「高蛋白奶粉」就不太對了，因為高蛋白質奶起碼是蛋白質營養比例占奶水中的百分之六〇～八〇以上，而較大嬰兒奶粉之蛋白質也不過提高到百分之十七左右（嬰兒奶粉蛋白質為百分之九）。蛋白質太高了，小孩子的腎臟反而會受不了，並產生許多對身體有害的物質。

任何嬰兒奶粉都適用到周歲或以後。在六個月起，如已開始使用固體食物且吃得不錯，就不一定要更換「較大嬰兒奶粉」，另外，較大嬰兒奶粉一般建議是最好吃到三周歲，對營養之提供，多少有點幫助。在美國並無較大嬰兒奶粉。

新生兒餵配方奶時要不要加果汁？

由於目前配方奶粉在營養上已兼顧許多方面，故三個月內除了奶水外，無須再補充額外水份或果汁。如果食量減少很多或天氣很熱，或已開始吃固體食物，或有脫水之虞（如某些病），即要補充水份。讓兩三個月的嬰兒喝果汁、葡萄糖水，事實只是錦上添花，不但浪費而且增加汙染機會。

認識奶瓶哺育（下）

怎樣以奶瓶餵奶

跟餵食母奶一樣，以奶瓶哺育寶寶，也應該在母子都情緒良好、氣氛輕鬆、環境不吵雜而無外人干擾下，已洗完澡或換好尿布，才開始餵。要注意的是，媽媽的手一定要先以肥皀洗乾淨。

媽媽可坐在有把手的椅子，將寶寶頭墊高些，不要讓他平躺下來餵。以手臂環抱小娃娃，先把奶瓶的奶水滴幾滴於手腕上試溫，並看奶水之流出是否正常，太快或太慢都不適當（但十字型奶嘴可能不容易作此試測）。

在餵奶時要注意提高奶瓶，使瓶口奶嘴完全充滿奶水，避免空氣灌入。如寶寶在四、五分鐘內即將奶水全部吃完，有時反而會消化不良或嘔吐，可能表示奶嘴洞口太大。正常的速度大約是十多分鐘到二十分鐘左右。每次喝的奶量不一定要一樣，不要每次都強迫他把整瓶奶喝光。

吐奶問題

每次喝奶完都要立即輕拍他的背部使打飽嗝，也可將寶寶抱放在大腿上，靠在手臂稍前傾，再輕拍背部，如果靠在肩膀上，小心不要擠壓到他的上腹。不一定每次都會聽到打嗝聲音，因有時雖排氣出來，卻不會有聲音。

容易吐奶的小兒，可以試在喝一半奶後先排一次氣，再吃另外一半。另外注意不要讓剛吃飽的寶寶晃動得太厲害，例如剛喝奶就洗澡、換尿布或換人抱來抱去。注意喝奶時身體要稍直立些，使奶容易往下走。必要時在喝奶後保持直立姿勢約半小時，放下躺睡時將枕頭墊在左側，使其身體右側躺睡覺，如此奶水較易流向胃部。

對一些吐奶相當嚴重，每次吐奶量相當多且每餐必吐，而影響了正常發育的小兒，或吐出的奶含有綠色的膽汁者，應該及早就醫。普通小寶寶每天偶爾溢一兩次奶，量大約二〇到三〇C

C左右，並沒有什麼大礙。這是因爲新生兒胃賁門收縮功能仍未成熟，胃中奶水容易因姿勢而返流到食道。只要過了三、四個月胃功能好些，或五、六個月後固體食物增加，溢奶問題即會消失。

羊奶及嬰兒

羊奶中的蛋白質確比牛奶的蛋白質對某些小兒的過敏刺激要少些，因此有人可能考慮以羊奶來餵嬰兒。不過羊奶蛋白質的量對嬰兒不合適，而且礦物質也太高，小兒會受不了。另外羊奶中的葉酸極低，如果長期餵食，可能會導致貧血，因此並不鼓勵以羊奶來代替牛奶或配方奶。

從奶瓶吸吮穀類食物

在台灣幾乎所有媽媽都把嬰兒麥粉或米粉等穀類食品，在四個月以後加入奶瓶中，與配方奶水一同吸食。由於此時須將奶嘴孔加大，才可使較濃的奶麥（米）粉能被吸進去，此時即有可能會因用力吸而嗆到嬰兒，導致吸入性肺炎。因此美國小兒營養學會便曾建議「不要將奶水以外食物放在奶瓶中吸食」。

另外由於吃米、麥粉主要目的之一，是做斷奶的準備。如果一直放在奶瓶中吸食，則無法早日改變吸吮的習慣，也就喪失了練習咬嚼、吞嚥的機會。而米、麥粉放於奶瓶內，勢必不能一下子放太多量（太濃太多即不好吸），實際上也就沒有太大意義。如果放在盤子、碗碟，就可以吃較多的量，甚至可以代替一餐奶，減少一次的奶瓶餵食，即是往斷奶又進了一步。

較大嬰兒含奶瓶入睡，也是在台灣極普遍的情形。由於奶水中糖份留在牙齒，在晚上容易造成牙齒的腐蝕酸化，有道是：「含奶瓶入睡，蛀牙到九歲」，過了周歲就該鼓勵母親為小兒斷奶，也就是不再使用奶瓶餵奶，更不要含著奶瓶邊吸邊睡。

新生寶寶的生理性及病理性黃疸

足月生產的新生兒，有一半以上會在生產滿四十八時後，可能出現皮膚黃黃的現象。不過多數嬰兒黃疸指數，多在十二毫克以下，而且一禮拜或最慢十天就會完全消退，此在醫學上謂之「生理性黃疸」，算是一種正常現象，也就是無害性的黃疸。普通人血液中黃疸是在一毫克以內。

有少部分新生兒的黃疸，卻隱藏著極大危機，這些包括很早期發生黃疸（剛出生第一天就馬上有），或黃疸指數一下子上升很高，甚至兩三天內很快達到廿毫克以上。

會這麼快速增加的黃疸，多數是一種有「毒性」的黃疸素所造成。黃疸指數超過了廿毫克，即有機會侵入腦組織，破壞腦神經，造成以後智力遲鈍、耳聾、運動失調、終身腦性痲痺或習慣性抽筋，嚴重者很可能兩三天內即死亡。此種黃疸謂之「病理性黃疸」。而黃疸素破壞了腦中的核組織，醫學上叫作「核黃疸」。

爲什麼新生兒會有黃疸病?這要從紅血球與肝膽代謝說起。正常人無論大人小孩，血液中之紅血球壽命約三個月。紅血球在死亡破壞後，裡面所含的血色素先轉化爲膽紅素，再經肝臟代謝作用後流入膽管再到腸道。膽紅素在腸道被細菌分解，然後與糞便結合排出。糞便就是因含有代謝過的膽紅素，所以才會呈黃顏色。

膽紅素（也可說是黃疸素）的量，如果在血液中超出太多（大於五毫克），就會使皮膚看起來黃黃的，我們謂之黃疸。膽紅素太多的原因有三：①紅血球破壞過快或過多，使肝臟來不及代謝這些膽紅素。亦即原料太多，工廠雖沒毛病但根本來不及加工，結果原料堆積。②肝臟出了毛病，沒辦法代謝膽紅素，亦即工廠本身有問題，其結果也是原料堆積。③膽道阻塞，代謝完之膽紅素排不出去，亦即原料、工廠都沒問題，但加工完的成品找不到管道銷出去。

上述三種情形都會使膽紅素增加，形成黃疸。而一些正常新生兒，因剛出生的前幾天，肝功能尚未成熟，加上紅血球破壞較多，故會有一些黃疸出現，不過都不超出生理範圍，也不會有什麼大問題。

「未加工」的膽紅素毒性較大，「加工」過的則毒性小。如果黃疸值超過了生理限度，也就形成了病理性的黃疸了。會有此現象，最多的原因是溶血太多，也就是新生兒的紅血球，被大量地破壞，結果膽紅素一下子增加很多，肝功能本來就未成熟，此時更無力代謝。爲何新生兒有大量紅血球被溶掉呢？最重要原因，第一是因胎兒與母親的血型「不合」。

由於胎兒血型可由父親或母親遺傳，如果胎兒血型與母親不同，在免疫作用下，當胎兒的血液流到母親體內，母體會對胎兒的血型產生抗體，此抗體經過胎盤進入胎兒血液中，即會產生胎兒血球的溶血。這有點像是輸血時輸到血型不同的血袋，就會造成反應一樣。

血型系統有兩種，一種是大家熟知的ＡＢＯ型，另一種是Ｒｈ型。由於中國人Ｒｈ型者絕大多數是陽性，母子均爲陽性的可能性很大，此時即不會反應，萬一其中一人爲陽性，另一人陰性，就有溶血可能，不過很少在第一胎發生，因爲所產生的抗體產生不夠，要到第二胎才會有作用。至於ＡＢＯ血型不合則第一胎就可能發生，尤其母親Ｏ型，胎兒爲Ａ型者最多見，次爲胎兒Ｂ型者。母親是Ａ型，胎兒Ｂ型（或相反），也有溶血可能。如果新生兒在生下廿四小時就已有黃疸出現，多半是此種溶血性黃疸（ＡＢＯ或Ｒｈ不合）要馬上送醫檢查並開始治療。

另外一個容易造成溶血的原因是先天性紅血球缺乏Ｇ—６—Ｐ—Ｄ酵素，此即所謂「蠶豆症」，還有如嬰兒頭上有產瘤，裡面含有大量血液，也可以因溶血過多而變成黃疸症；藥物如維生素Ｋ或磺胺劑的使用，也可促進溶血增加，特別是對有蠶豆症的小兒。

新生兒有了感染，也可造成溶血或使肝功能降低，其結果也會導致病理性黃疸的發生。新生兒有感染，常會併生敗血症，症狀包括食慾減退、嘔吐、發燒、黃疸。如未針對敗血症去治療，則黃疸亦無法改善。

先天性膽道閉鎖的新生兒，由於膽汁（主成份包括加工過的膽紅素）沒有辦法經由膽管排到小腸、大腸，所以也會造成倒流回去堆積而有黃疸出現。不過由於此種黃疸並非溶血過多或肝臟功能出問題，所以一般出現時間不會那麼早或一下子那麼多，造成核黃疸（傷及腦部）機會並不大，但是可能因缺乏膽紅素，大便變得灰白色或很淡的黃色。此種黃疸會拖得比較久，而且一兩個月不加以治療，即可能影響到肝臟功能，甚至造成肝硬化。

另外一種較慢出現且拖得比較久的黃疸，可能跟新生兒餵母乳有關係。母乳中某些成份可抑制膽紅素的代謝作用，偶爾造成新生兒黃疸持續不退，此時可試將母乳停餵三—五天左右，暫改餵配方奶粉，並將乳汁擠出，以免停止泌乳。通常如是母乳因素造成之黃疸，很快就會消退，一旦黃疸開始退，就可以再恢復餵母乳。但請放心，黃疸不會再復發。

新生兒的黃疸，如果是出生廿四小時內即出現，或驗血膽紅素超過百分之十二毫克，或每日上升超過百分之五毫克，或黃疸超過兩周，甚至是褪了又再復現，越來越黃，都必須及早就醫。觀察皮膚的黃疸，應在陽光或較亮的日光燈下，並每天作比較。大約出生十天至四周後才出現或仍有的黃疸，造成腦部傷害的機會較少，但超過一個月的黃疸不退，應該小心是否肝臟已經受損。

對出生十天或兩周內的新生兒黃疸，一般治療大約是兩類：一是燈光照射，一是換血。其目的是爲防止黃疸數一直上升，以免造成核黃疸。如果是肝臟或膽道的問題所造成的黃疸，因其黃疸數多半不會很高，且其膽紅素主要是「毒性」較低的一種，所以比較不須照光治療，要讓此種黃疸快點降，照光也比較沒有效果。照光治療主要是針對溶血性的黃疸，其原理是藉光照的作用，可促進膽紅素分泌代謝而降低黃疸。

換血是另外一種救急措施。通常是黃疸數超過廿毫克以上，或狀況不佳，黃疸上升速度太快者，即須考慮作此步驟，其方法是將病兒血液逐步抽出，並立即將同量正常人血液輸進去，一再反覆灌洗直至黃疸下降爲止，步驟相當痲煩，不過往往可能救小病兒一命。

過敏及上呼吸道

過敏兒的冬季保健

冬天到了，又是許多「過敏兒」父母開始煩惱的季節，因為在寒冬裡，有過敏體質的小兒，確實可能會產生更多令人困擾的症狀。

小兒的過敏疾病可分為三類：過敏性鼻炎、支氣管氣喘及異位性濕疹（過敏性皮膚炎）。前兩種常常合併發生，且出現症狀的兒童平均年齡較大，後一種則多見於幼兒期，一般到了小學四、五年級以後多會改善。

這些疾病雖與「過敏」的關係極為密切，但常常有許多「非過敏」因素也同樣可以促成症狀發生，例如氣溫變化、空氣汙染、刺激物、病毒感染。過敏兒之症狀發作，事實上常混雜著這兩大類原因。

小兒之所以會有這些變化，病源非常複雜，簡而言之，遺傳與環境皆同樣重要。對遺傳（體質），我們很難加以改變，不過在環境方面則可以盡力去改善，或許過敏症狀就會減少到最低，也會減少對藥物的依賴性。以下就談一些在冬季時應注意之保健問題。

在國內造成過敏性鼻炎及小兒支氣管氣喘的主要「過敏原」是：家塵及黴菌（國外則常常是花粉）。由於台灣的環境十分潮濕，人口稠密，也助長了濾過性病毒的活躍。空氣汙染及感染、氣溫的突變，都是「非過敏」原因中的重要角色，因之就要從這些方面來著手。

在冬天裡，大多數人都在室內活動，家長們習慣把房間門窗緊閉，以「避免吹風」，殊不知如此不但使病毒一直停留在室內無法散逸，增加小兒感染機會，也使室塵含量增高。因此為預防症狀發生，就不應緊閉窗戶，最好能常常維持新鮮空氣的流通。家具儘量要以容易清洗且不易沾上灰塵的器材為主，例如木具或籐具，避免使用塡塞式的彈簧床、沙發、椅墊。不過也要時常保持清潔，且不要在小兒面前整理家具（例如用雞毛撢子打得滿場飛），被子最好用化學纖維製品。

如果非用不可，則最好在彈簧墊或棉被、枕頭上先套上一層塑膠套密封，再加上布外套並勤換洗。另外要把厚重的窗簾去掉或改用塑膠製品，不過也要常清洗。不要養貓狗，也不要有塡充玩具（如玩具熊、布娃娃），不要舖地氈，書架、衣櫥、盆景、衣架也儘量不要放在小兒房間內。初穿冬衣時，要先把衣服洗淨再穿，以去掉其中的黴菌或除蟲劑之味道。衣服則以能吸汗之棉製品爲主，避免與毛衣直接接觸。

如氣溫甚低，可以考慮在小兒房間裝上暖氣，不過千萬記住一定要勤洗過濾網。在潮濕多雨的天氣，使用除濕機亦是可行方法。最好不要用煤油暖爐，以避免廢氣刺激了小兒的呼吸道。室溫最好能保持在二十二度左右，濕度大約在百分之五〇最爲適當。

如無必要，儘量少帶小孩到公共場所去，例如百貨公司、超市、醫院診所、戲院。小孩出門或上學可以配戴有隔塵效果的口罩，以減少吸入灰塵、刺激物或其他空氣汙染物。

對有異位性皮膚炎的小兒，在冬天最好減少洗澡次數，嚴重者甚至一禮拜洗一兩次即可。在洗澡時應少用肥皀或只用中性溫和者，時間不可太長，水溫不要過熱。

洗澡後在兩三分鐘內，趁皮膚角質水份未消失前可以給予局部皮膚濕潤劑，但不要擦過分油膩或含羊毛脂成份之油膏。小兒也要避免動物毛製品或粗糙的衣服，也不要在地氈上玩，更不要讓小孩接觸清潔劑。

衣著應避免有刺激或太緊的衣物，內衣或睡衣一定要用棉製品且質地要柔軟，最好用毛巾被蓋身。清洗衣物被單則應使用溫和之清潔劑並要沖洗乾淨。

當然過敏兒一定免不了會有一些症狀，此時就要帶給醫師診治，並與醫師充分合作，不要擅作主張，任意停藥。小兒過敏病的預後相當良好，且隨年齡增加，多數都可慢慢改善，因此家長們應有信心、耐心，好好照顧他們，則冬天就不會是那麼令人難過的季節了。

惱人的過敏性鼻炎

流鼻水、打噴嚏、鼻塞，是幼兒常有的症狀，很容易讓人以為「又感冒了！」。事實上，任何一種呼吸道感染，都可能同時併有鼻子的症狀。一種簡易的判別方法是：鼻水、鼻塞的變化在十天左右仍未改善，或併有明顯的咽痛、咳嗽、發燒，就該進一步考慮：是否有其他毛病？而不是單純的感冒。

許多小兒的鼻水症狀，會拖上好幾個月。不過，他們多半只是反覆性病毒感染，幾次加起來，就像是拖了很久。類此狀況，只要隨著年紀漸增，度過小兒兩個感染高峰（一是半歲至兩歲半間，一是剛上幼稚園前幾個月。）就不成為問題，家長不須過分焦慮。

但部分病兒確實終年斷斷續續發生鼻水或鼻塞，時好時壞。這種小孩，多半已脫離嬰幼期，皮膚可能常有濕疹，或同時有氣喘；在某段時間內，會猛打噴嚏，眼睛可能會癢或有分泌物，眼皮下有黑眼圈；鼻下則有皺紋或結痂，鼻孔內常充滿水樣黏液，鼻甲看起來蒼白水腫。像這樣就須考慮是否有過敏性鼻炎，而不能以「又感冒了」來交代。

一般的過敏性鼻炎包括：①有抗原抗體免疫反應者，②沒有過敏反應所產生之鼻炎。前者才是眞正的過敏性鼻炎，後者過去有謂之血管運動性鼻炎，最近有人建議，把這種非過敏性鼻炎改稱作「高感度反應」鼻炎，意思是並非眞正過敏，而只是體內自主神經不平衡，副交感神經活性高，也可能與感染、荷爾蒙、心理因素、藥物有關，結果身體對外界的變化，如氣溫、濕度劇變、香菸刺激、汙染、運動、食品添加物、噴霧化學劑，引起了過度的反應，許多人常說的「遇冷空氣即打噴嚏」，就是這一類的典型。

不少家長總把病兒的鼻水歸諸「天氣變化」，但事實上眞正原因可能是看不見的過敏原，而非天氣。過敏性鼻炎在台灣主要多是終年型，也就是整年都可有症狀。原因是病人本身體質，加上外界過敏原刺激，例如接觸過敏原（如化妝品、室塵、毛皮垢屑、黴菌、特定食物、注射物）後，經過免疫學的許多反應，就造成了症狀。美國則有一種季節型過敏性鼻炎，在特定季節因吸入禾木花粉而發作，即俗稱的乾草熱。

不論什麼原因造成的鼻子症狀，如果嚴重地干擾日常生活，就該請醫師以藥物來控制病情。多數過敏鼻炎，中年後會逐步改善。在兒童期由於「斷根」不易，任何藥物都只是暫時使症狀減至最輕而已。抗組織胺是病人常用的藥物，缺點是有嗜睡副作用（新一代 H_1 抗拮劑可能較不會），且用多了即告失效。另外，對非過敏性鼻炎沒有助益。市面常見的血管收縮噴鼻藥，雖可幫助鼻子暢通，最好鼻塞嚴重時才用，而且絕不可連續使用超過十天，否則將有極大副作用。

目前公認最有效且有預防作用的藥物是，一種含有類固醇成份的噴鼻吸入劑，每天噴二～四次，症狀減輕則可改為每日兩次，優點是長期使用也甚少副作用，更無習慣性。另外一種預防用的噴鼻劑（Intal）及口服藥（Ketotifen）也可以一試。

過敏性鼻炎的治療主要是內科療法。當然，如病人併發嚴重鼻竇炎、鼻塞太甚、鼻甲肥厚或長息肉時，則必須轉由耳鼻喉科以外科方式處理。減敏療法則十分費時，且不一定有效，病人及家長須有良好的心理準備。

三種帶喘的咳嗽

秋天氣候較乾燥，空氣汙染程度似乎也更嚴重。幾種會影響下呼吸道的病毒如RS病毒，腺病毒、副流行感冒病毒也較夏天活躍，此時咳嗽帶喘的病人也多了起來。

最近門診可能有三分之一甚至一半病人發病與氣管有關，他們大致上包括三種類型：一是一歲半內小兒的細支氣管炎，二是稍大（一～五歲）兒童的帶喘性支氣管炎，三是氣喘病。

細支氣管炎是許多小嬰兒出生後第一個較嚴重的感染，通常滿月後就有機會發生，而在六個月大時達到最高峰。一歲半後即很少見。以一棵樹來形容肺部的話，主氣管是大樹幹，各支氣管是樹幹分叉，肺泡是小葉片，則細支氣管就是進入樹葉前的最末嫩枝。這些不含軟骨的終端氣管，在嬰兒期較脆弱細小，病毒容易侵犯造成發炎，表皮細胞剝落阻塞通道，加上分泌增加，使得換氣不順，廢氣積在肺泡，造成氣腫、缺氧及喘鳴聲。

百分之九〇以上細支氣管炎，是因家中其他成員先有病毒感染（症狀可能很輕），再傳染給嬰兒，一開始病兒像是感冒，接著出現帶痰的劇咳、呼吸加速，有時咳嗽不多卻痰聲頗重，較厲害則有呼吸困難、蒼白、發紺、虛脫、缺氧、休克之症狀。高燒並不多見，但咳嗽可能會拖兩三禮拜。

大約有三分之一病人會因症狀嚴重而須住院。在家休息時可讓病兒上半身躺高（一〇～三〇度），頭頸部略伸展。由於呼吸快，加上胃口差及嘔吐，所以要注意水份補充。如果有脫水、缺氧，病人會因此焦慮、吵鬧、呼吸急促，每分鐘呼吸快達四〇～六〇次，或發紺、窘迫（肋間胸肌在喘氣時凹陷甚深），都該住院打點滴或置於「冷溼化」之氧氣帳裡，以幫助呼吸並去除缺氧、酸中毒之危險。

最近有醫師主張，細支氣管炎病人只要在家多利用拍背方式排痰，無須動輒住院用氧氣罩。但是病兒趴在成人膝上以頭下腳上方式拍背，對發炎部位在中或大支氣管的較大兒童氣喘，說不定有用，對嬰兒細支氣管炎，則效果並不好。其實氧氣或加藥物的呼吸治療是嚴重病兒最好的治療，家長們宜小心觀察，及時送醫院。

有人認為，細支氣管炎如發作兩三次以上，就可視為小兒氣喘，事實上有四分之一細支氣管炎病人，長大後，可能變成氣喘兒。而已經過了兩歲，細支氣管較健全，這時如咳嗽還可聽診到喘鳴聲，就不能再診斷爲細支氣管炎了。由於五歲內的咳嗽帶喘，往往與病毒感染有關，且常有兩三天以上的發燒，許多醫師即謂之帶喘性支氣管炎。對沒有家族過敏史、本身又無過敏性鼻炎或溼疹，一年偶然一兩次咳嗽帶喘的兒童，則如此診斷是可以的。

但如果再三發作喘鳴，則不管年紀大小或發燒有無，都該視爲氣喘病。如是由感染、空氣汙染、氣溫劇變、情緒等因素造成，則是「非過敏性」，如是由吸入或吃入（較少）過敏原引起，則是「過敏性」；但九成兒童是綜合型（亦即過敏與非過敏都可發作），所以促發氣喘機會相當多而且複雜。很多人只把氣喘歸之於天氣及感冒，其實並不是這麼單純。照顧這三種帶喘病兒（尤其後兩種），要注意治療力求徹底，多吃幾次藥，直至醫師在病人胸部聽不到雜聲爲止。止咳藥或抽痰行爲應該儘量避免。飲食禁忌並不多，而且也因人而異。「吹風」並無大礙，更不須緊張兮兮，包一大堆衣服。預防方法是常接觸小孩的人要多洗手，幼兒不要與感冒病人打照面，也不該到空氣不潔或汙染地方停留。

如何預防氣喘反覆發作

入秋後，氣喘病人往往會較平時增多。氣喘是現在小孩子非常普遍的疾病，不過多數人表現出的症狀都只是咳嗽而已，眞正喘得上氣接不了下氣的其實很少。臨床上有許多小朋友常因斷斷續續咳兩三個月，輾轉在各醫院、診所治療，他們多半還是氣喘病人，但被誤以爲是常常感冒，「喉嚨發炎」，以致未能對症下藥。反覆發作咳嗽帶喘鳴聲（常要醫師小心聽診才能發現）的病兒，如果幾乎每天都要吃藥，而且不見得控制良好，即有必要採取預防措施，降低氣道敏感度、減少發作及改善肺功能、避免急診及住院機率。有四類藥物可能對這些病兒有幫助，再配合避免外來過敏原或刺激物的接觸，即可能讓病兒照常上學、運動、睡眠，與別人沒兩樣。

第一類藥是一種可穩定「肥胖細胞」（mast cell）的抗組織胺，每天固定早晚口服一毫克（一歲以內可減半），據研究指出，百分之七〇之中等及輕度氣喘病兒，可減少喘鳴發作，對藥物依賴性也可以減少。此藥同時對過敏性鼻炎、異位性溼疹、食物過敏者有改善效果。病兒如有反覆咳嗽帶喘，令人困擾，不妨在醫師指導下試用此藥，但如三個月後仍無改善，即須停藥。不過也有學者認爲該藥效果不好，尤其是對幼兒。

第二類是日本研發的膠囊型吸入性藥物，刺破後在吸入器以口吸入。現已有噴霧吸入型進口，使用上較方便，每日可吸三、四次，對預防氣喘發作，極有幫助。年幼者因不會自己吸藥，則必須用儀器罩於嘴再噴入，每日三次。

第三類是類固醇吸入劑，對嚴重氣喘有較快及較佳之抑制效果，持續使用也有預防性作用。也有學者主張對年幼不會吸藥者改以口服類固醇，對常發作氣喘幼兒，當有呼吸道症狀出現，即給予類固醇口服，症狀減輕即逐漸停藥。

第四類是茶鹼類或β2藥物之長效劑型，可當作第二線預防氣喘藥，特別是常常半夜咳醒之病兒，睡前服用可以減輕夜咳發作。

不會吸入噴霧型藥物之幼兒，如喘鳴厲害須以擴張劑來立即控制病情，近年醫界想出一個「紙杯吸入法」（Coffee Cup Method），讓家長可自行給藥，效果還不錯。其方法是拿一紙杯，在杯底打一小孔，將噴霧劑之噴嘴插入，然後把紙杯罩住小兒之口鼻，再壓下開關讓小兒吸入，哭得越用力，藥吸得越多越有效。每數到十就可以再噴第二次，如此可噴四次左右，通常最慢一、二十分鐘即可見到呼吸緩和下來，痰聲也減少，有時甚至兩、三分鐘就有效果。

氣喘病兒應該嚴禁接觸二手菸。有些幼兒改喝低過敏配方奶可能對病情有幫助。睡覺的床墊應每周以吸塵器清理或在室外打打晒晒，以去掉灰塵，最好是以塑膠套套起床墊。地板、地氈及冷氣機過濾網更該常常清洗。不要養寵物或玩一大堆塡充玩具，避免接觸各種香料、染料、油漆或化學原料。食物引起氣喘的比例較少（可能百分之五以下），大多是色素及防腐添加劑含在食物所造成。約百分之五~三〇之氣喘兒對阿司匹靈會過敏而引發氣喘，故退燒時應避免使用溫刻痛或其它肛門栓劑。冷熱變化是因素之一，但不是最重要的，家長們不要光爲小孩添衣而忽略了過敏原的刺激。

改變中的幾個氣喘觀念

調查指出，國內氣喘病人人數有增加之趨勢。前一陣子氣喘藥Beta－2與氣喘病人死亡率之關連，曾引起許多人的重視；十年來，醫界雖未再發展出新的氣喘藥物，但在病情的控制上已有長足的進步。而有些基本觀念這幾年也逐漸在改變中。下面介紹幾個這方面的趨向，提供大家參考：

氣喘很少在成年後才第一次發作

大多數氣喘病人都是從幼兒期就開始出現症狀，但常常未受到家長或醫師注意。成人氣喘或慢性阻塞性肺氣腫，有許多是小兒期的氣喘未察覺或未好好治療的結果。小兒氣喘剛開始多是

「可逆性」變化，如對症下藥，常可恢復正常狀態。如果未認眞服藥、耐心照顧，慢慢就產生一些「不可逆」的氣管及肺功能破壞，以後就越來越不好治療，即使用了藥，效果也比較不好。

臨床上有相當多的氣喘兒常被當成「只是感冒」，草草治療，或吃下許多毫無必要的止咳藥及抗生素，而家長也常在「西藥不要吃太多」的錯誤心理下，自動停藥，而錯失了可良好控制氣喘的時機。家長應該對「常常咳嗽」的小兒提高警覺，耐心與醫師合作，認眞吃藥並注意生活起居。爲了急著「斷根」，吃一大堆沒有醫學根據的偏方，不一定有幫助，反而可能造成浪費。

氣喘並非只是氣管攣縮所造成

過去醫界認爲氣喘只是支氣管受到某因素刺激，而導致攣縮的結果。近年更進一步認爲，氣喘不只是氣管攣縮，還加上許多炎性的反應，而造成黏膜水腫及分泌物（痰）大量增加，阻塞了氣道。也因此在治療氣喘時，有時不能光是使用氣管擴張劑，還要再加上抗炎性藥物（類固醇及Cromolyn）才能控制。台大謝貴雄教授也因此指出，類固醇已成爲治療氣喘必要的第一線藥物。

毛細支氣管炎可能是嬰兒第一次的氣喘

過去許多人認爲，小嬰兒下呼吸道感染（如毛細支氣管炎），會破壞氣管組織，種下了日後氣喘發作的遠因，而小嬰兒氣管平滑肌尚未成熟，對藥物不會有反應。現在已有專家指出，氣喘並非毛細支氣管炎的後遺症，相反的所謂毛細支氣管炎可能已是小嬰兒的第一次氣喘發作（被病毒所引發）。他們認爲，小嬰兒支氣管還是會有高敏感度反應，而藥物對小支氣管還是能起作用。所以用噴霧式吸入法（內含抗炎藥物及擴張劑）來治療小嬰兒的「喘」，已漸被接受，而過去許多人只是給予氧氣罩而已。

噴霧或吸入型藥物已成治療氣喘主流

以吸入方式給藥，是近年西方國家治療氣喘之主要方法，除非不懂使用，否則少有病人以口服方式來作爲給藥途徑。吸入型副作用少，作用時間也快速直接，在台灣不太普遍的原因是，醫師怕病人拿了噴霧型藥物，即自我主張使用，甚至不再來複察，而影響治療。許多小孩不懂使用，不少人也對噴藥沒有好感，誤認會造成習慣或以爲相當嚴重的人才要用到噴霧型藥物。無論如何，逐漸以噴霧代替口服，是一種新趨勢。

茶鹼（Theophyllin）重要性漸被Beta－2藥物取代

過去茶鹼類藥是治療氣喘主要藥物，近年Beta－2藥物興起，已大大取代其地位。由於茶鹼藥物的許多副作用（包括行爲上一些異常），更有人質疑其治療上之必要性。不過現在仍有不少學者指出，長效型茶鹼對慢性氣喘病人較有價值，而Beta－2則對急性病人較有效。長效型茶鹼在治療上效果比一般短效型來得好，對常在半夜或淸晨咳醒之氣喘病人，值得一用。

不要害怕使用類固醇藥物

許多醫師或家長一聽見使用類固醇來治氣喘，就覺得很忌諱。其實一個可能就要變成「定型」（status）氣喘發作病人，早一點使用類固醇，可以防止病情加重並減少急診或住院之必要性。類固醇的使用問題，在於時間的長短，而非用量的大小。只要在醫師指示下，使用得宜（特別是噴霧式），家長就不必對類固醇懷有恐懼或起反感。

氣喘雖不能斷根，但如能在小兒期好好加以控制，減少氣管本身的發炎破壞，則隨年齡增加，很可能會減少發作。如屆時一年只發作一兩次，且很快就可平息，也可以算是斷根了。但如小時候不予理會，將來改善的機會也可能相對減少。更不要以爲「氣喘在長大後自然會好」，而對病兒馬馬虎虎，如此很可能會害了他一生。家長在想到「吃那麼多藥，會不會怎樣」之時，何妨想想「不吃那麼多藥，會不會怎樣？」

讓病兒的氣喘得到悉心照顧，使病兒的生活與一般人無異，擁有同樣品質，則將來必能發揮潛能，貢獻社會。這是家長及醫師都該努力的目標。

勿將氣喘誤為感冒

最近，咳嗽及聽診時有喘鳴聲的病童，數目增加不少。不過，許多家長非但不了解其眞正變化及嚴重性，而且存有一些不太正確的觀念，很可能因此影響到病童的健康。以下是對病童家長的幾個忠告：

——小病人長期反覆咳嗽，時好時壞，似乎從來沒有痊癒過，則多數可能是氣喘病作祟。對一個咳嗽時帶痰聲超過兩、三星期的病兒，仔細聽診可發現十之八九有喘鳴聲。他們不是氣喘反覆在發作，就是誤被當作「感冒」，未多加注意，甚至誤用了太多止咳藥，使痰無法順利排出來，反而使氣喘無法良好控制。換言之，長期咳嗽不癒，一定要請有經驗的小兒科醫師好好檢查，千萬別自以爲是感冒。

——氣喘發作時不一定「很喘」，會喘得外表看得出來，很厲害的病例才會如此。大多數人通常只是表現出咳嗽而已；它的另一個特徵是會反覆發作，服藥控制後也許好了兩天，短期間又會再度咳嗽，而且又有喘鳴聲。對此現象，爲人父母者不必太洩氣或見怪，因爲此病本就是如此，問題只在有沒有認眞去面對它。

——如連續兩、三次以上的咳嗽，聽診都有咻咻的喘鳴聲時，不論是什麼原因引起的，都該診斷爲氣喘。一旦做了氣喘的診斷，則平時只要聽到小孩有幾聲咳嗽，就該立即請醫師檢查，並開始治療，直到聽不見喘鳴聲爲止。這段期間必須由醫師決定可停藥時才停藥，千萬不要怕「吃太多藥」。氣喘如不好好治療，壞處更大。許多家長常擔心孩子吃下太多藥，其實更該擔心的是不吃藥的後果。氣喘病童只要認眞服藥，必能使氣管的損傷減至最低程度，並維持正常的肺功能。

——不要急著想馬上「斷根」。氣喘是一種慢性病，沒有任何方法可以吃藥一次就一勞永逸。耐心遵照醫囑好好吃藥，並注意生活起居，每次發作時都接受徹底的治療，則病童隨著年齡增長，痊癒機會可能會越來越大。反之，如果不對症下藥，很可能「斷根」無望，拖到青春期以後，就更不容易恢復了。小兒氣喘與成人氣喘不一樣，預後相當不錯，只要在有症狀時立即處理，就是爲「斷根」做準備。

——目前尚無任何證據顯示有什麼偏方補藥，可以「顧氣管」或「增加氣管抵抗力」。羊奶、粉光、鈣片、血清針等如果眞有效，大醫院的過敏科早就可以關門了。與其浪費精力或金錢去找祕方，遠不如耐心的與小兒科醫師合作，以正規而副作用最小的方法好好治療。

——百分之九十氣喘兒與過敏有關，因此，應與醫師討論如何減少接觸過敏原，而不應一味將之歸咎於「天氣變化」，因爲氣溫造成的只是對冷熱刺激的過度反應，並非過敏。如果要避免因感染而造成氣喘發作，則應自減少去公衆場所、勤洗手做起，而不是拚命添加衣服。對五歲以內的病兒尤應如此。

——氣喘治療大多要靠口服藥、噴霧劑，極少須要抗生素或注射。如何做排痰練習、如何長期服藥、如何改善家居環境及生活習慣，都應與小兒科醫師商議。

吹冷氣不會感冒

感冒病人在任何季節都有。前幾個月，大家喜歡拿氣候變化太大、換季冷暖不定作爲感冒理由。最近持續高溫，家長又改口說：「小孩昨晚吹冷氣（電扇）太久，才感冒了。」或是再加一句：「被子沒蓋好」或「尿溼了床」。甚至有人在孩子感冒後，不敢再用冷氣。

筆者實在很爲冷氣及電扇叫屈，因爲翻遍文獻及教科書，都找不到冷氣會促成感冒的說法。內行人應該知道，感冒是病毒侵犯人體所造成。一九一四年，德國來比錫大學的克勞斯教授早已證實，把感冒病人鼻腔沖洗液灌入健康者鼻中，就會引發感冒症狀。美國著名的富蘭克林在兩百多年前更說過，「感冒是從他人感染而來，並非暴露在冷空氣中所得到。」可惜直至今日，一般人仍不重視這種說法。

古今中外都有許多人相信，如果不是「冷到」，就不會感冒。不過，一九六八年美國休斯頓貝勒大學及美以美教會醫院由哥頓·道格拉斯主持的一次實驗，則已證明「暴露在冷空氣中不致增加感冒機會。」

這個有名的實驗，是以四十四名不帶感冒抗體的志願者，分別置身在攝氏四度及卅二度水浴的房間內，測定體內各項變化，並以病毒引發生病，看有多少人感冒。結果發現，人類的抵抗力在不同溫度時並無差別，而不論在冷、熱環境中，受感冒病毒感染致病的機會，都是一樣。

一旦感冒，病人會覺得畏冷、打噴嚏，這是一定有的反應，尤以在冷環境（如冷氣房）中更甚。因此，是感冒在先，然後才會在冷氣中感到寒噤，而不是在冷氣中接觸冷後才感冒的。如果是健康未感冒的人，在冷氣中反而會舒服異常。我們在日常生活中，常有機會接觸到冷的事物，例如吃冰、摸冷水、吹風、被子未蓋好。感冒後把原因歸咎於這些「冷」，是不對的。如果沒有病毒，哪來的感冒呢？

感冒病毒主要存在鼻腔內，病人打噴嚏、擤鼻涕時，會把病毒散布在周圍環境中，如果在近距離內進入另一人的鼻腔，或經由手觸再進入鼻子，即會造成感染。咳嗽或唾液的病毒含量較少，並不是主要感染途徑。

有些醫師在感冒盛行時，習慣叫大衆多穿衣服保暖，以防感冒。這雖是一片好意，恐怕還是缺乏科學根據。如果「冷」才會感冒，泰國、非洲豈不沒有人感冒？既說冷氣、電扇才是感冒的禍首，在沒有它們的古代，豈不人人都不會感冒？在聯考熱季，也有人主張考生不要在家用冷氣。爲了防止適應不良是對的，爲了防止感冒，則就錯了。

發燒或感冒後，如果病人不致感到冷或不舒服，則仍應可以待在冷氣房中，因爲住了院，醫院也仍是開冷氣的（夏天），如冷氣對病人不利，醫院就不該開冷氣了。吹風或洗澡也不會增加併發症的機會。接觸到帶有病菌或病毒的人，才會造成感染。勤洗手並小心把病人的廢棄物（如擤鼻的衛生紙、手帕）處理好，才是最佳的預防。很多家長在帶一個孩子看病時，常會帶著其他的孩子同去，也有些人喜歡陪別人上診所看病，事實上這才都會增加空氣感染的機會。

感冒病程可縮短嗎？

根據某教授對耳鼻喉科醫師所做的一項問卷調查結果，「感冒看耳鼻喉科，病程可縮短三分一天」。此說如果屬實，至少有一半內、兒或家醫科醫師可以休矣，因爲這些醫師的存在顯然是多餘的。

這項調查所得的顯然只是許多耳鼻喉科醫師自由心證的結論；是否眞的如此，看起來並無科學性的分析統計。

筆者認爲，以自我經驗而不加科學嚴謹驗證，即作成結論來教導民衆，是非常不負責任的態度。如果內、兒科醫師也做類似的問卷調查，說不定可以得出「感冒看內兒科，病程可縮短兩天」的結論；屆時民衆到底該聽誰的？

由於事關醫療觀念，筆者願試從幾個層面來討論這個問題：

(1)感冒是一種無特殊療法的自癒病，即使不加處理，也會在七～十天內恢復（否則即應考慮其他診斷）。目前，全球醫界尚無人發展出可「縮短病程」的治療方法，如果有，想必可獲諾貝爾醫學獎。因此，無論內科或外科方式（即耳鼻喉科所作的治療）都只是症狀治療，而且大多效果極微，對病程並無意義。

(2)在先進國家，學理上公認是自癒病時，通常會儘量以最自然的方式讓病人恢復，因此病人很少吃一大堆藥，也很少打針、打點滴，更別提「洗」眼睛、「洗」喉嚨，或塗什麼藥物了。在國外，呼吸道感染的病人，極少直接找耳鼻喉科治療，多是看家庭醫師（或內、兒科），一方面較經濟，一方面也可避免畫蛇添足的外科治療，減少不必要的副作用。

(3)近代耳鼻喉科學的發展，主要是爲了解決內科方式不能解決的一些耳鼻喉毛病，而不是提供同性質的另一種醫師，供病人選擇。耳鼻喉科醫師基本上應屬於Surgeon（外科）而不是Physician（內科），證諸耳鼻喉科醫師的訓練多半是在開刀房，即可知其任務所在。因此嚴格而言，眞正的耳鼻喉科應屬於第二線的外科專科，收費應該偏高，學養也更專精。用這種人才來治療感冒，非但是浪費，也枉費了所受的外科訓練。

(4)老實說，如果已百分之百確定只是感冒，由什麼科醫師（包括外科、耳鼻喉科、婦產科……）診治都無所謂，反正本就沒什麼特殊療法。問題是，很多病在剛開始時因症狀不明，常像是感冒。在台灣，許多人習慣上把氣管炎、毛細支氣管炎、肺炎、病毒疹、不明熱、哮吼、口腔炎、腸炎……等，都一律含糊的說是感冒。因此，病人自行診斷是感冒後逕自找耳鼻喉科治療，實在並不安全。在醫學立場上，生病時必須採取整個人體的觀點進行診治。因此，不論局部症狀是否明顯，都應先由家庭或內、兒科醫師先以內科方式診治，有進一步問題或須以外科方法處置耳鼻喉方面的毛病時，才轉診給耳鼻喉科。

肚子痛的病人都會先找內科看，當有盲腸炎的可能性，而服藥又不足以解決時，才必須轉給外科。但誰會因肚子痛就先直接找外科醫師處理呢？

(5)台灣的內、兒科或家庭醫師，確實須要加強有關耳鼻喉基本知識的再教育，醫師也應隨時提高這方面的警覺，有必要把病人轉診給耳鼻喉科進一步治療時，即不該強留病人，以維護病人的健康權益。

吃感冒藥有效嗎？

邇來某感冒藥的電視廣告十分風行，連稚兒也多識其名。每年都會有一些經過特殊包裝的「感冒廣告藥」上市，也常主導了民衆當時對感冒藥的選擇。

其實，醫學上並無感冒藥這名稱。由於沒有藥物可直接治療其致病原（病毒），醫師的處方只是針對感冒產生的結果，所開的症狀治療藥物而已。綜合感冒成藥同樣也是針對病人的不舒服給予幫助。感冒病人可能有頭暈、頭痛、四肢無力或痠痛、畏冷、噴嚏或流鼻水、鼻塞、咽部乾癢（有時加上咳嗽），小嬰兒還可能發燒。因此感冒成藥內容大多不外①解熱鎭痛劑（阿斯匹靈或普拿疼爲主）、②鼻血管收縮劑、③抗過敏藥、④止咳或化痰劑、⑤其他（如咖啡因）。

感冒時如有頭或四肢疼痛甚至發燒，吃下含鎭痛解熱成份的感冒綜合劑，或可減少不舒服，不過如吃藥後又額外另加一些其他退燒藥，則要小心藥物過量造成中毒。而本來如果無頭痛發燒，吃下這些成份則是多餘了。

減少鼻充血的血管收縮劑，多是擬交感神經藥物，對感冒的療效雖未得醫界公認，在鼻塞嚴重時不妨一試，但有時會產生惡心、嘔吐、多汗、心跳、顫抖、失眠等副作用。

在學理上以抗過敏藥（抗組織胺）來治感冒，是毫無根據的，也肯定無效。不過，每種感冒成藥幾乎皆有此成份。醫師的處方也常包括此類藥物，這是因鼻水、噴嚏是感冒與過敏的共通症狀，不無「試一試」的味道。事實上假使有效，很可能是自然的病程，或根本是過敏而非感冒，所以才會有效。抗過敏藥多會令人嗜睡、困倦、四肢更無力、鼻咽乾澀，有時其不舒服反比感冒更難過。

咳嗽並非感冒主要症狀。感冒藥片較少含止咳成份，但常加有化痰劑。咳嗽藥水則多爲祛痰潤喉劑，少量含有壓抑咳嗽的成份。如乾咳或咳嗽影響睡眠，可試用止咳藥，一旦有痰就不要用了，兩歲內幼兒也不該用含止咳成份的藥物。目前尙無一種祛痰劑爲專家公認，不過包括醫師在內，大家仍是習慣使用這類藥。

感冒成藥的確提供部分人不少方便。但由於其成份固定，無法針對每個病人的年齡、體重、體質及症狀輕重，而作增減及調整藥劑比例，因此有時可能無法對症下藥，有時會吃下毫無必要的成份。在此建議幾點供參考：

⑴眞正的感冒即使不治療，也應在一、兩周內自癒。若非如此，就要考慮感冒以外的診斷，這時還是要看醫師。

⑵除非兩歲內幼兒，眞正的感冒極少有發燒；如果有發燒，就應找醫師診斷，而不要自服成藥。

⑶眞正的感冒應該是咳嗽不多，也很少呑嚥劇痛。如有明顯咳嗽，要考慮氣管炎；咽痛厲害則可能是咽炎，而非感冒，特別在五～十五歲兒童，要注意鏈球菌咽炎，因可能會影響心臟。咽痛厲害合併有發燒，吃成藥是不智之舉。

⑷感冒以鼻症狀爲主，少有全身不舒服；如有全身性的症狀，不要一律以感冒解釋。

⑸幼兒最好還是由醫師診治，服用感冒成藥應小心，並應經合格藥師指導。

⑹感冒的症狀治療以內科方法爲主，而不必以外科方式沖洗。其實感冒時診斷的意義大於治療，有時「最好的治療是不加治療」（洛杉磯加大Cherry 博士言）。實際上這點在一般家長極難做到，不過吃些並無大礙的藥物（不濫用抗生素），希望對症狀消除有幫助，應是可以的，何況在心理上也等於治療了家長，此乃表示已盡了力，也減輕了因小孩生病的內疚。

吃「感冒藥」應有的正確觀念

每年從春節前後到入夏前，是呼吸道感染的眞正「旺季」，一般人吃「感冒藥」的機會不少，但缺乏基本常識的人可能也很多。下面即介紹幾個正確的觀念提供參考。在此所謂的「感冒藥」並非只治感冒，而是依俗定泛指治療一些呼吸道症狀的藥物。事實上醫學上並無「感冒藥」此名稱。

早一點吃感冒藥，並不能使感冒早一點好

很多人以爲剛開始有點症狀就吃藥，感冒應會很快減輕，成藥廣告也常以此爲賣點。事實上感冒有一定的病程，並非任何藥物可改變。如覺得很快痊癒，可能根本不是感冒，或本來就要如

此，而不是吃藥的關係。許多宣稱有效的藥或方法，都缺乏嚴謹的科學統計與評估，不足爲信。

「感冒」的症狀不會因為服藥後反而加重

多數呼吸道感染有其自然過程，有時三、四天後症狀會越來越明顯或達到高峰期，例如第一天只是鼻水、微咳，第二天可能變發燒或咳嗽越厲害。這些都是「病」本身的變化，而不是吃藥才「反而」如此。由於呼吸道感染是病毒爲主，治療上的盲點仍多，不是吃了藥就可預防併發症或「刀槍不入」。如果有此錯誤觀念，在醫療過程中可能就會產生許多誤會。

感冒的痊癒，大多要靠自然免疫力，而非全賴藥物

許多呼吸道感染（特別是感冒）症狀的消除，與免疫力的關係相當大。一般人在服感冒藥時，幾乎完全不考慮自己免疫力及恢復力的角色，而把所有希望都寄託在吃藥上，因此在未有預期效果時，往往會埋怨不已。許多人堅持：既吃了止咳藥，咳嗽至少「應該」會好一些，也有些人一再說：「請開最好的藥，貴一點沒關係」、「已經看第×趟了，怎麼一點都沒改善？是不是

藥太輕了？」類似以「看幾次會好」來要求醫師，常常都是不太正確的想法。

並非每一種症狀，都要以一種藥來治療

有的人拿到藥，常會問醫師：「這顆藥是吃什麼的、那瓶藥水是吃什麼的？」或是：「我還有××症狀，要再加一點藥。」其實在治療呼吸道症狀時，只是擇其中主要症狀給予藥物，有時是綜合性的治療，只要病程過去，所有症狀都會減輕，因此並非每個症狀都要施藥，否則每次治療都要七、八種以上的藥物才夠。

感冒藥並沒有什麼「輕」「重」之分

感冒藥只是針對每個不同症狀配出的緩解藥方，而依體重、性別、年齡所用的藥量大都是一定的，沒有很大的伸縮範圍。某一劑量沒效果，並非改用兩倍三倍量就有效（反而增加副作用或腸胃負擔）。民間常傳說台北某小兒醫院「用藥很重」，下次如換別家醫院就會無效。此說法顯然無稽，因爲感冒本就無啥特效藥可用，下藥「輕」「重」，結果都是一樣；如果指的是濫用抗

生素的話，也只是增加細菌抗藥性，而大多數呼吸道感染並非細菌所致，抗藥性並不會影響其痊癒。

服藥時如出現未預料之症狀，未必與藥物有關

日常生活中在不吃藥時，任何人本就可能隨時有過敏、頭暈、胃痛、食慾差、疲倦、拉肚子之機會；在吃感冒藥時，這些狀況也仍然同樣可以一起「巧合」發生，並不是吃藥才如此，甚至有時根本是病造成的。因此有此情形後，宜由醫師小心客觀判斷，不要先入為主、妄加結論，而隨意停藥。

有些拖很久的「感冒」，其實是反覆感染所致

「感冒」症狀如拖很久不癒，不必一味怪感冒藥不好或醫師有問題，因其中有的是反覆三、四次的感染加起來，才會看起來病程很久，一旦有新的感染，一切又要從頭開始。若不是如此，則要考慮是否有過敏或深部感染（氣管、肺、鼻竇等），而不可再以感冒視之了。

總之，呼吸道感染仍是人類最普遍的疾病，找醫師可能主要還是診斷及做一點或多或少有幫助的症狀治療，但不要把「感冒藥」神化了。在醫師指導下，可避免沒必要的藥物，而自身的免疫力，或許才是最重要的角色。

勿把過敏當感冒

流鼻水、鼻塞、噴嚏，是感冒主要症狀，但有鼻子過敏的人在發作時也有同樣變化。咳嗽較厲害或持續不斷，即被籠統說是感冒（其實應該說是氣管炎），而過敏氣喘病人的特徵正是長期反覆咳嗽。由於狀況十分類似，使得許多過敏常與感冒混淆不清。事實上，呼吸道某些「過敏」變化（例如氣喘），年紀越小越與病毒感染有關連，也就是說感染容易觸發過敏反應，年齡越增，其他「過敏原」的角色才越明顯。

不幸的是，有過敏體質的人，受呼吸道病毒感染發病頻率，往往高於無過敏體質的人。這更使得情況錯綜複雜。

多年前即有專家注意到，有些自己覺得（或家長認爲）特別容易感冒的人，其實有不少並非病毒感染。美國公共衛生雜誌曾有一研究，搜集二五〇〇名志願者，其中有一部分自認爲常感冒的成人（一年五、六次以上），如在其鼻腔灌注病毒，則有百分之三十二引發感冒，而如以「非感染性」刺激（如灌冷空氣）卻也有百分之二十四造成感冒症狀，說明這些人自認的感冒，有許多只是過敏或對環境的過度反應（hyper-reactive ）而已。不是病毒造成之眞正感冒。

而對另一部分自認絕少感冒的人，同樣以「感染性」及「非感染性」分別刺激，結果造成的感冒分別是百分之二十一及百分之五，差別極大，顯然這才是正常的反應。不過這些不易感冒的人，可能是體質及抵抗力特佳，很快克服不適，而他們每年受病毒侵犯致病之頻率並不見得比較少。

氣溫突變及寒冷，對許多過敏或容易過度反應的人，往往是造成呼吸道症狀的條件。如果把這種變化當作感冒，也就必然認爲「冷」會造成感冒了。病人或許認定這是屢試不爽的經驗，卻不知這是錯誤的，未經科學驗證的經驗。在學理上治療過敏的「抗組織胺」對感冒是無效果的，但確有人認爲似乎效果不錯，其原因其實就是誤把過敏以爲是感冒，而抗組織胺對過敏當然本就有效果。

會以爲感冒與冷有關的另一個背景，主要是一般人在日常生活中，本就常有機會接觸各種「冷」的場合，例如洗澡、未蓋好被子、吃冰、少穿一件衣服、吹風、使用冷氣，而亞熱帶氣候本就多變。當接觸冷環境或天氣突變但並未致病，人們不會去奇怪爲何不感冒，而且也馬上忘了曾接觸到冷這回事，反之如剛好因感染而發病，人們很容易下意識聯想到最近所接觸的「冷」，也就誤以爲冷是生病的原因了。殊不知感冒的潛伏期可達七天，今天的感冒可能是好幾天前受感染的結果，不一定與昨晚沒蓋好被扯上關係。天氣冷使人們關緊窗戶，在室內活動多，病毒不易散逸，更增加彼此之間的相互感染，這才是冬天感冒較多的主因，並不是「冷」使宿主抵抗力降低。

過敏體質的人對「冷」比較敏感，但一般人就不必有此種顧慮。當感冒後呼吸道對「冷」會感到不適應，此時注意保暖是應該的，但並非多穿衣就可使感冒過程縮短。許多家長在小孩感冒後不敢爲小孩洗澡，以爲接觸寒風就會有併發症，因而才有電視上「二次感冒」這種廣告笑話的出現，這在學理上都是沒有根據的。

至於分辨過敏或感冒，有時確是不易。從年齡看，產生過敏病症狀，越年幼越與感染有關；亦即許多眞正過敏常在三、四歲後才比較明顯。就病程而言，感冒的症狀該在一～二周內消除，除非是反覆感染，否則一個長期性流鼻水、鼻塞的小孩、無發燒且精神不錯，或許還併有咳嗽帶喘、鼻下有皺紋、有黑眼圈、有家族過敏史，則要考慮是過敏。在每次病發前留意有無接觸及過敏原，看病時可提供醫師參考，而不要每次都只聯想到「天氣」。如平時好好的，突然出現大量鼻水，鼻孔周圍因不斷摩擦而紅通脫皮，精神、胃口、睡眠都受影響，則可能還是感冒成份居多。在幼兒如有發燒，則更能證明是感冒了，因爲單純的過敏是不會發燒的。連續兩三禮拜咳嗽斷斷續續的小兒，一定要考慮有無氣喘，而氣喘有百分之九十與過敏有關。

最後診斷還是要靠醫師的檢查，能夠由同一位家庭醫師或小兒科醫師長期觀察照顧，在判定上就更容易。

容易與感冒混淆的呼吸道疾病

勞保局已同意「每一科」醫師都可以治療「感冒」病人（可申請給付）。其實連在美國亦無某科醫師不能看別另一科病人之規定，但如診治非本科範圍病人（急診例外）而發生醫療過失，其賠償金可能變成兩三倍。在此種自律下，醫師會拒看或轉走非自己專長之病人，以免麻煩。

固然任何醫師都有能力治感冒，問題是有不少其他疾病常被籠統冠以感冒診斷，病人或家屬往往失去警覺，醫師也像在打一場混戰。在「感冒」的僞善面具下，有些根本不是感冒的病，或許一時好了，卻對身體健康有不良後果。一個好醫師不應只著眼於目前症狀的消除，更要考慮這個病對病人將來之身心健康有無深遠的影響，並做好適切的平日生活起居衛教，以及完善的追蹤檢查。民衆如了解，每個病不分大小（即使看起來像感冒）都疏忽不得，就不會同意「每一科醫師都可以能看感冒」了。

下面列舉一些常被說成感冒、喉嚨發炎的疾病。呼吸道感染應以病毒爲診斷單位名稱，不過臨床上多只能以症狀最明顯之器官爲診斷名（如咳嗽厲害叫做氣管炎，但不代表一定沒有鼻水症狀）。

——流行性感冒：相對於感冒的很少發燒、僅波及上呼吸道，流行性感冒百分之九十會發燒兩三天，且侵犯之器官可包括下呼吸道，病人症狀也嚴重得多。

——類流行性感冒：症狀與流行性感冒類似，但病毒未證實（或非流行感冒病毒引起）。對不像感冒的病人（有發燒、咳嗽嚴重）其實都適用此臨床診斷。

——化膿性鼻炎：感冒病人常亦有膿鼻水，但一周左右即消退。如鼻孔周圍有黃色結痂塊或脫皮或膿鼻症狀過久，則要考慮已非單純感冒。部分可能與鼻竇炎有關。

——咽炎（或咽扁桃腺炎）：咽炎定義包括發燒、吞嚥劇痛（許多人的喉嚨痛其實只是乾或癢，小兒的描述更不準確）、局部嚴重充血或化膿而少有鼻水或咳嗽。部分兒童的咽炎有併發心臟病之顧慮。感冒則不應有咽炎之變化。

——鼻咽炎：即咽炎併有鼻水症狀，幾乎都會發燒。有些醫師把鼻咽炎與感冒劃上等號，其實是錯的。

——口腔潰瘍症：包括咽峽炎、齒齦炎、手口足病、念珠菌口腔炎。通常無鼻水、咳嗽，但可能發燒。

——過敏性鼻炎：如頻頻發作，很容易誤爲感冒。

——鼻竇炎：鼻涕或鼻膿時間較久，可能咳嗽或發燒、或鼻側兩頰、上額有壓痛。

——哮吼症：咳嗽聲嘶啞，合併氣管炎十分常見。

——氣管炎或支氣管炎：以咳嗽爲主變化或咳嗽超過一周都應考慮是氣管炎，而不宜謂之感冒。

——氣喘病：是長期咳嗽最常見的原因，如未妥善治療而只以感冒視之，則可能影響日後健康。

——毛細支氣管炎：特發於兩歲內幼兒，也可併嚴重鼻水。

——中耳炎：多見於小兒，因發燒，哭鬧可能誤爲感冒。

——各種出疹病：包括痲疹、川崎氏症、猩紅熱、玫瑰疹症候群等，初期多先發燒，也常被說是感冒。

——其他：如單純性發燒、泌尿道感染、淋巴腺炎、腸胃炎、肝炎、肺炎、傳染性單核球症。

最後有幾個建議：①在門診只要告訴醫師自己的症狀或不舒服之處，而不要開口就說：「我是感冒！」②多數急性呼吸道感染都只須以內科方式治療即可；③醫師及媒體應以更明確仔細的診斷病名教育民衆，不要濫用「感冒」這兩字；④「感冒」如較嚴重或拖比較久，其實已不是感冒了，往往牽涉到全身及下呼吸道種種問題，由內、兒、家庭醫師繼續做全盤性綜合判斷及治療才是正確方向。

流行感冒與普通感冒

最近兩星期來，門診呼吸道感染病人約增加了三分之一到四分之一。雖然教學醫院的專家認爲並未有感冒流行，不過許多開業醫師已從經驗判斷，確有流行感冒在作祟。

曾有醫界建議以「類流行感冒」（Influenza like）來形容這類型的呼吸道感染。談到感冒，最近常見到「季節性感冒」這稱謂，事實上並無此醫學名詞，或許所指的是「普通感冒」（Common cold）而言。流行感冒（或「類流行感冒」）要與普通感冒鑑別是不難的。簡單的說，前者將近百分之百會發燒，且不論大人小孩幾乎都要發燒一～三天以上，而後者除了一兩歲內幼兒，極罕有發燒現象。換言之，未發燒兩三天，是「不夠資格」稱爲流行性感冒的。

如果從感染的器官來分析，普通感冒所波及的部分只是上呼吸道的鼻、咽而已，流行性感冒卻會同時侵犯上、中、下呼吸道，症狀當然嚴重多了。以病原體而言，會造成普通感冒的病毒約有一兩百種（這些病毒也可造成感冒之外的許多呼吸道疾病），而造成流行性感冒的主要是流行性感冒病毒A、B、C三種而已。

普通感冒的症狀，是以鼻水、噴嚏爲主，輕度咳嗽及咽痛癢感，極少發燒，也極少使病人虛脫疲倦，最多七～十天就會痊癒。嚴格而言，不符合此標準者就不能謂之感冒（例如高燒、劇烈吞嚥疼痛、厲害咳嗽、病程超過兩周），當然也不應自行處理或自購成藥服用了事。

如前面所言，流行性感冒的症狀要嚴重多了，除了幾乎都要高燒三天左右外，有喉嚨痛（但檢查起來卻不見咽部有何明顯變化）、咳嗽、鼻水、畏冷、虛脫、頭暈頭痛、嘔吐、肌肉痛、腹瀉、疲倦、胃口不佳等等。如以「器官性」病名來說，此病可引起咽炎、鼻炎，結膜炎、氣管炎或細支氣管炎、哮吼性喉頭炎、肺炎。另外，有時也有淋巴腺炎、熱性痙攣、中耳炎及出疹變化。不但病人痛苦得多，時間也拖得較長，多數人都無法再上課或上班，而普通感冒頂多是鼻炎而已，讓人用了不少衛生紙，卻不至於請假。

流行性感冒還有個特徵是傳染率很高，一點點病毒就可由一人傳給另一人而致病，所以往往是一家人同時「得獎」，並且都有高燒。當發燒病人人數增加、每個人都持續不易退燒又全身虛脫，而平日不太容易生病的較大孩童或中學生、成人紛紛出現於門診求醫，且有許多是全家人一齊報到，則猜測有流行感冒或某種病毒造成的「類流行感冒」（培養未證實何種病毒之前），大概錯不了。

流行性感冒與普通感冒一樣，並無特殊療法，也不該使用抗生素（使用抗生素無法預防併發症之發生）。但要注意的是，病人可能有中耳炎、鼻竇炎、肺炎，甚至腦炎，心肌炎、猝死、雷氏症之變化，對體質差或本就有慢性病的人，尤該當心。

流行性感冒答客問

最近我們辦公室的好多位同事都感冒了，許多人都有咳嗽、流鼻水症狀，是不是就是得了報上說的B型流行感冒？

答：不一定。很多人得了感冒，雖然極為「流行」，但不見得就是「流行性感冒」。因為「感冒」與「流行性感冒」是兩種形態截然不同的疾病。一個辦公室十個人中有八個人出現感冒症狀，但統統只是流鼻水，沒什麼咳嗽，也沒有人發燒，則雖「流行」，但只能說他們得的都僅是普通感冒而已，不是流行感冒。反之在十個人中只有兩個人有感冒症狀，但他們都發高燒且請了假，則要說是「流行性感冒」或「類流行性感冒」（Influenza like Disease）是可以的，雖然看起來並不那麼「流行」。簡而言之，流行性感冒的必要條件，首先要有發燒兩、三天以上。沒有發燒則幾乎談不上流行性感冒。

請問「感冒」與「流行性感冒」有沒有更明確的鑑別方法？

答：下面以一簡表來說明兩者之不同：

	感冒(colds)	**流行性感冒(flu)**
病原	有100多種病毒可造成	只有「流行感冒病毒A、B、C」三種
侵犯範圍	僅有上呼吸道波及	上、下呼吸道皆可波及
發燒	除兩歲內，罕有發燒現象	幾乎100%發燒兩、三天以上
鼻水	極爲明顯	不一定
咳嗽	較少見，甚至沒有	可能咳嗽厲害
全身疲倦	不明顯	極明顯
感染性	較弱或不一定	較強，散播力快
請假	少有人請假	大多會因虛脫而請假
併發症	不多	較多（如氣管炎、肺炎、中耳炎）

發燒既然是流行性感冒最明顯的症狀，那麼有沒有必要退燒呢？

答：流行性感冒的燒非常難退，也沒有必要拚命去退燒。首先，發燒對人體並沒有什麼重大的壞影響，頂多是令人不舒服。其次，「病」本身才是治療的對象，發燒並非治療的目標。吃退燒藥或打退燒針並不會使流行性感冒好得更快。只要沒什麼特別併發症，此病大約三到五天即自動退燒。有沒有併發症，常要靠是否仍持續發燒來作參考。如果用盡各種方法去退燒，反而遮蓋了病情，有併發症而不自知。並非是沒有把燒壓下來才產生併發症，反而是因產生了併發症，所以才燒不退。嚴格而言，除非病人極度不舒服，我們寧可保留發燒，作爲診斷及治療的參考。

流行性感冒既然這麼厲害，為何不引進疫苗預防呢？

答：造成流行性感冒的雖只有流行性感冒病毒A、B、C三種（Influenza Virus A、B、C），但其抗原性的血清型種類非常多，而且每次可能都有些微變化。在製造預防針時必須針對其差異製造才有效。有時在流行期之初雖很快鑑定它的型，但等到製造出來上市，很可能流行期已經過去了。下次可能又是另一型，原來的疫苗也派不上用場。因此除非很大規模的流行，疫苗似乎不太實際。

要預防流行感冒侵襲，最直接的方法還是看到發燒的病人敬而遠之，沒事少到人多的地方或公共場所，多洗雙手，有了症狀趕快求醫。

吹風與感冒何干？

最近台大公衛研究所一項調查指出，北市國小學童對疾病與健康的觀念有相當大的偏差。研究中百分之八十四學童認爲，疾病是由「行爲不當」引起，例如沒有聽父母的話，「衣服穿太少」才導致感冒生病，只有百分之八學童認爲，類似感染是因爲病毒（或細菌等微生物）所造成。台大公衛所表示此統計顯示學童把疾病原因大部分歸於「違反規則」，對不聽話有很深的罪惡感，但對疾病眞正成因卻很少了解。

其實此一調查對象如改爲成人，則所得結果大概也差不多一樣。一般家長對疾病普遍存有不正確的觀念，小孩當然也會學習相同的錯誤。老實說，有些醫師也好不到哪裡；我們不是常在報上看到有醫師發表：「天氣不穩定、晝夜溫差變化大，請大家多注意穿著保暖，以免感冒」這種違反學理的談話嗎？

長久以來，感冒或類似呼吸道感染，都被一般人認爲是由於「受了風寒」，文學作品或媒體的報導更常有此種「想當然耳」的描述，來提高其可信度。小朋友也都在家長「要注意蓋被、關窗，不要吃冰，否則會感冒」的叮嚀下長大。其實這些都是錯誤的，因爲感冒是由一個人傳染給另外一個人，而不是「吹風」或「玩水」而來。感冒種種症狀，是濾過性病毒侵犯呼吸道黏膜層上皮細胞所造成的，是感冒後才感到「冷」，而不是「冷」才導致感冒。人類以「冷到了、受涼」形容，只是在病毒尚未被發現的年代，積非成是的習慣用語。

現在科學已證明，只要有濾過性病毒的存在，就可能造成感冒，而不管環境是否冷。換言之，感冒與吹風、受寒、吃冰、沒穿好衣服是毫不相干的。科學家也指出，環境變冷並不會促成感冒，否則日本、加拿大小孩休矣，因爲一天到晚感冒，而泰國小孩沒有受寒機會，也就沒有感冒這種病了？事實並非如此。可惜此種正確的理論與課程，在醫學院根本不教，有些醫師的基本常識，跟民衆也就沒兩樣了。

可憐許多小朋友，沒有人敎他們眞正的預防感冒方法——如不要接近有感冒的人，常洗雙手——而只是會學大人多穿衣服。在團體生活中，互相感染的機會本就很大，一旦生病又要挨家長罵，眞是冤枉。

一般家長對小寶寶拉肚子一樣也很缺乏微生物的觀念，多數的腸炎是因爲飲水不潔、食具

（奶嘴、奶瓶、奶粉杓子、碗、湯匙）或雙手汙染所致。但許多人往往只聯想到奶粉「不合」、長牙齒，或是添加麥粉（或果汁等等），而不會想到是否在準備食物過程中，疏忽了乾淨的程序。對眼睛看不見的汙染毫無概念，不懂得如何注意消毒奶瓶，卻只會給小嬰兒吃一些所謂「顧胃腸」的成藥、消化劑，也就難怪腸炎要到處橫行了。

提供小朋友健全的健康教育，應從身邊最常見的問題如感冒、發燒等等加以討論，建立正確的觀念，則對日後日常健康才有幫助。以上述台大公衛研究所之調查而言，我們的健康教育是失敗的，社會大衆的衛生教育也是失敗的。希望醫界能負起此種指導的責任來。

我小孩為何常常流鼻涕？

流鼻涕或鼻塞、打噴嚏，是小朋友很常見的疾病症狀。一個月內的新生兒偶爾也可以看到流清清的鼻水或打噴嚏，他們不一定是感冒了。這是因爲小寶寶在胎兒期受母體保護得很好，但出生後即不免受到外面空氣種種的刺激，鼻黏膜在受到冷、熱變化或有油煙、灰塵、汙染的空氣刺激後，即會有反應，就是打噴嚏及分泌黏液（鼻水）。

不少寶寶因鼻孔較細、鼻咽部淋巴組織較肥大、頸部短又胖，除了偶爾的鼻水外還會有很明顯的鼻塞聲，特別在睡覺或吸奶的時候更厲害，家長們常以「喉嚨有痰」來形容。如果沒有持續性地流鼻水或出現發燒、胃口不佳、流黃色膿鼻涕、咳嗽、疲倦、體重不升等現象，則偶有點噴嚏、清鼻水、鼻塞，特別是在天冷時節，都不會有何大礙，不要以爲是感冒，也不要亂帶去抽痰。

新生兒鼻塞，其偶然流出的清鼻水，如以實驗室方法染色檢查，可發現不是因為感染，也不是因為過敏（小兒過敏變化很少會這麼早就出現在鼻子）。多數小兒在出生三個月以後，此種鼻塞現象會慢慢不見。事實上半歲之內的嬰兒，是很少有機會感冒的，倒是一受病毒感染，常會變成較為嚴重的毛細支氣管炎（一種下呼吸道感染）。此時鼻水、咳嗽就會相當厲害。

過了新生兒期，流鼻水最多還是由於濾過性病毒感染了呼吸道。由於鼻腔是呼吸道的第一個關口，病毒侵入常會在鼻腔內首先造成發炎，有些是僅在此作怪，有些會往深一點的地方跑而在呼吸道任何一點引起其他感染（有時會同時好幾個地方都發炎），這時鼻水、鼻塞往往是此一病毒感染的主要變化之一。

所以不單是感冒會形成鼻水，許多感冒以外的呼吸道疾病也都可能會有鼻水。鼻水是因為鼻黏膜上皮細胞受病毒破壞後，水腫、分泌黏液、充血造成的。如果只是單純的感冒，通常症狀以流鼻涕、噴嚏、鼻塞、咽部乾癢為主，很少有咳嗽、發燒或全身無力、疲倦（兩歲內幼兒較有發燒機會，但也只是一天左右）。鼻水在三、四天後慢慢會變膿、變黃或更稠黏，這是因為體內白血球在鼻黏膜與病毒作戰的關係，大約七～十天，鼻涕即會慢慢乾或停止。此期間除幼兒會因鼻塞影響吃奶而煩躁、胃口降低之外，多數人都不致有太大的不舒服。

如果症狀看起來像是感冒而已，但是已經超過十天或兩禮拜以後，仍然一直流鼻水，就要考慮感冒以外的診斷，例如是不是兩次感染加在一起？或者會不會是鼻咽炎？會不會已有鼻竇炎變化？或者對空氣中某些成份產生過敏？

換言之，已經「感冒」超過兩禮拜，就不可以再說是感冒了。只有那些在一兩禮拜內就已症狀改善消失的，才有資格說是感冒。但有些小兒在一次感染尚未痊癒，又再一次感染另一種病毒，兩次的症狀都是鼻水爲主，如果重疊或接在一起，時間上當然會拖得比較久一點。

會引起感冒的病毒不下一百多種，一～五歲左右小兒像是一張白紙，有許多病毒都未曾接觸過，一有機會蹠到就會抵擋不住而感染發病，所以一年呼吸道感染可能會有八～十次以上，其中感冒可能占了一半。所幸感冒算是所有呼吸道感染中最輕的一種，多數不會有嚴重的併發症，頂多一禮拜的輕微不舒服就會結束了。

常常反覆流清鼻水或鼻塞，看起來精神胃口都不差，有時一整天只看到某一時段猛打噴嚏，有時兩三天好好的，馬上又再出現同樣症狀，拖了好幾個月一直都沒解決，此時就不一定是感冒，特別是已脫離嬰兒期的小孩。如果家長或兄弟有過敏病史，或小孩本身在幼兒期曾在臉頰有濕疹（異位性皮膚炎）變化，兩眼袋下有黑眼圈，以手電筒照鼻孔可見到鼻黏膜有鼻甲（圓圓的）腫大蒼白，甚至幾乎已塞住鼻孔，上面並覆有白色鼻黏液，則過敏性鼻炎的可能很大，此時就該請小兒科或家醫科醫師診斷，並開藥來解除症狀，以外科方式去「洗鼻子」是不會有幫助的。

過敏性鼻炎在小兒的治療，多數還是以內科方法爲主。在積極方面，對較嚴重困擾者可以找小兒過敏科醫師，以各種檢查來鑑定是什麼東西引起鼻子過敏，或是不是眞的有過敏體質？必要時可作一些減敏措施。

鼻過敏多數是因空氣中某成份吸入後造成刺激，跟吃東西的關係很少，所以不太需要禁食什麼東西。在消極方面，可以暫用藥物減輕病情，使鼻水減少，鼻黏膜收縮消腫；另外也可用藥物來降低過敏之發作（即改善過敏體質），或以沒有習慣性的噴鼻藥來減少鼻黏膜的過敏反應。

有部分人因爲天氣的冷熱變化，就會有症狀，這種反應也常被叫作鼻子過敏。事實上，如只是因空氣冷熱或汙染刺激，其間並沒有「過敏」的化學反應（也就是抗體抗原的作用），從醫學定義而言，只能說是「對外來刺激的一種過度反應」（Hyper-reactive）而不是「過敏」（allergy）。可以說是過敏性鼻炎中的「非過敏原因」。不過習慣上以及顧到中文之名詞表達，大家還是以過敏簡稱之。

有很多人都把過敏鼻炎歸諸於天氣的冷熱變化，其實他們的過敏很可能是因爲空氣中的一些灰塵、花粉、動物毛絮、黴菌等等，不是天氣。而這些「過敏原」是肉眼看不見的，難怪大家都只會想到那些看得見的「天氣」因素。

常常流鼻水、鼻涕，如單邊特別厲害或摻有血絲及鼻膿水，就要考慮小孩有沒有把一些小東西如原子筆小頭、棉花、衛生紙、ＢＢ彈、花生米等塞進鼻孔內，造成慢性發炎。如果不把這些異物取出，則再怎麼吃藥也不會有效果。

慢性流鼻涕、流膿鼻水或鼻涕常常倒流到鼻咽腔，尤其在四、五歲以上的小兒，有時要考慮有沒有鼻竇炎。鼻竇炎在小兒科病人並不是很多，或許有些病人因鼻竇發育未成熟，無法表現典型的病狀。鼻竇炎常發生於感冒後，因爲鼻黏膜排分泌物功能有變化，加上此時局部抵抗力降低，就可能會有其他細菌或病毒的繼發性感染。

小兒的鼻竇炎比較常見的是急性。如一再反覆發生，又未妥善處理，即可能變成慢性。無論急慢性，主要的症狀就是鼻水、鼻涕不易痊癒。小孩如時常流鼻水，家長應好好照顧並由醫師診斷，才不致造成終生困擾，因此不要輕易以感冒兩字打發。

為什麼淋巴腺會腫大？

有許多小朋友，在頸部皮下常有一顆顆小小的球狀體，摸會動，不很硬，體積不大（少有超過一公分）。家長們偶然摸到了，多半會有點緊張。問醫師的結果，醫師說是「淋巴腺」，沒什麼大礙。可是究竟它們是什麼東西呢？

淋巴腺的正確名稱應該是淋巴結，因爲它們不是分泌激素或液狀物質的腺體（例如甲狀腺、攝護腺、唾液腺），而是由淋巴球所組成的小結節。以下我們就稱之爲淋巴結。

淋巴球是白血球的一種。與紅血球（可運送氧氣及營養分）、血小板（負責血液凝固作用）、顆粒性白血球（負責呑噬外來病原及異物）一樣，淋巴球也是循環於血液之中的一種血球細胞，不過它可另外再聚集成爲特殊的淋巴組織。

淋巴球可分爲T淋巴球及B淋巴球兩種。T淋巴球受病原刺激後，可與病菌作戰，並分泌化學物質以號召其他淋巴球參與戰爭。B淋巴球則可製造各種抗體，以抵擋病菌。接種疫苗後可產生抗體，靠的就是B淋巴球。

淋巴球聚集成的淋巴結，像是體內的防衛城堡，大多位於身體重要部位，目的是爲了監視病原侵入並加以撲殺。外界病原侵入身體的主要入口——咽部，即有許多淋巴組織，例如扁桃腺（包括腭扁桃腺、咽扁桃腺、增殖腺樣體）就是類似淋巴結的組織。淋巴結在全身一共有五百多個，大部分佈於腹腔（腸系膜）、胸腔、腸壁及四肢深部。當淋巴結腫起來的時候，我們能摸得到的只是在體表的淋巴結，例如頸部、腋窩、鼠蹊。另外在脾臟也含有大量的淋巴組織，當它們受某刺激而增生的時候，就變成脾腫大。

當有病原侵入時，爲了增加作戰能力，淋巴球必須大量繁殖增生。每個淋巴結有固定監管的勢力範圍，就像某一城堡負責某一領地。當其所管部位有狀況發生，此一淋巴結即會反應此一狀況而腫大起來。有時病原會經循環而直接侵入淋巴結，淋巴球受刺激又再增生，淋巴結即有紅腫熱痛的現象。細菌與淋巴球作戰結果，即被包圍在此城堡內，而不至於再向其他地方擴大蔓延。此一現象叫作淋巴腺炎。

表淺的呼吸道感染，或頸部以上皮膚發炎，即有可能使頸部表層的淋巴結腫大起來，平常摸不到的，現在即可以因腫大而摸得到。其他像牙齒或牙齦發炎、川崎症、痲疹或德國痲疹，也都會使頸部、耳後、枕下的淋巴結產生腫大現象。

由於小孩子尚未接觸過的病原體甚多，每次蹴到一個新的病菌或病毒，都可能馬上被感染，而使免疫系統動員起來。淋巴結是免疫系統的一部分，每次呼吸道感染，都可能使呼吸系統所在附近之淋巴結腫起來。雖然感染結束，淋巴結又會再恢復原狀，但如一再感染，淋巴結反覆腫大，以後就縮不回去了。

因此一切正常的小朋友脖子上有淋巴結可摸到，是一種很普遍的現象。在兩歲以內的嬰兒，我們常在他的枕下、耳後可以摸到一串的小淋巴結，不過兩歲後會消失。如仍有，可能就不正常。在兩歲後可摸到淋巴結的地方是，兩邊脖子及頷下（下巴）部位，而枕下、耳後如有淋巴結，可能是不正常，代表有新感染。

一般狀況下可摸得到的淋巴結，多不超過一公分，不太硬，摸起來不痛、不癢，外表也沒變紅色。如果短期內突然腫大、好幾個淋巴結融合在一起、摸起來痛且熱熱的、或大於一公分以上，則一定有淋巴腺炎或其他問題。毒性高之細菌或結核菌，則甚至可造成淋巴結的化膿。

腋窩淋巴結腫大而可摸得到，可能是上肢或前胸皮膚之感染。新生兒在接種卡介苗後一個月，少數人會有左腋窩淋巴結腫大現象（卡介苗通常打左手臂），甚至破裂流膿。這是對卡介苗的一種反應，此時應至衛生所檢查並服藥三個月，以防再擴散到身體其他地方。

下肢皮膚、肛門、生殖器附近之感染，往往會使鼠蹊部淋巴結腫起來。除感染外，最常見的淋巴結腫是癌症。假如鼻咽癌如擴散出去，可在頸部有淋巴結腫。乳癌可造成腋窩淋巴結腫。血癌病人是因白血球變成癌細胞，急速增生，因此可見到許多地方的淋巴結，甚至脾臟都被侵犯而腫大。

內臟深部的淋巴結，往往在癌症之治療與診斷，占有重要地位。例如癌症病人開刀時，醫師發現器官附近之淋巴結皆已被波及腫大，即表示已轉移擴散，再開刀把器官切除也沒有用了。如果淋巴結未波及，醫師開刀時會把淋巴結徹底拿乾淨，以減少癌細胞擴散時多一條「路徑」。

可見淋巴結不僅對細菌、病毒、癌細胞之「捕捉」，有很大功能，而其腫大，實深具意義。不過對一般小兒而言，局部（尤其頸部）之淋巴結腫（超過一公分），多為良性，因為那只是對外來病原侵襲身體之免疫作用，而好幾個體積不大的淋巴結可摸到，更是多數小孩都有的正常現象，一般過了青春期，大多會慢慢消退。

對不易診斷之淋巴結腫，有時必須以切開並作病理檢查的方法，才能斷定。全身性淋巴結腫大，則要及早就醫，大部分都是有較嚴重的病變。

扁桃腺腫及腺樣體肥大

「扁桃腺腫」、「扁桃腺肥大」、「扁桃腺炎」，都是許多人很熟悉的名詞。實際上扁桃腺與淋巴腺一樣，並不屬於「腺體」，正確的名稱是扁桃體，它也是由淋巴球所聚集而成的一種「類淋巴組織」。

在醫學上扁桃腺包括了腭扁桃、咽扁桃、舌扁桃以及後咽部的淋巴組織小顆粒。一般大家統稱的扁桃腺其實是指腭扁桃，因爲那是唯一可以眼睛直接看清楚的器官。當一個人張大嘴巴說「啊」時，舌根會低下來，而軟腭及懸雍垂會上升，露出分據於前後兩腭弓（舌腭弓及腭咽弓）之間的扁桃腺，左右各一，形狀爲長橢圓像扁扁的桃子，大小則每人不同。

位於鼻咽上部的咽扁桃，位於舌根的舌扁桃，及後咽部的淋巴顆粒，都不容易看得到。醫學上咽扁桃謂之「腺樣體」，如果長得很肥厚，稱爲「腺樣增殖體」，超過了正常範圍，則可能造成許多呼吸道器官的機能障礙，此時即謂之「腺樣增殖病」。

不管是哪一種扁桃，其作用與淋巴結很類似，都是可以抵抗外來病原之侵襲。不過扁桃腺之免疫作用，在兒童期較爲明顯，隨著年齡有些會逐漸退化萎縮，而以身體其他免疫機構來代替。

我們一般人通稱的扁桃腺——即腭扁桃體，在兩三歲以前發育尚未完全，因此看起來很小，縮在兩個腭弓之內。過了三、四歲，由於位處呼吸道入口的要衝，扁桃腺一再受病原體侵犯的刺激而增生，體積也就逐漸擴大，在學齡期可能達到最大，然後又慢慢再縮回去。在最大的時候，往往會超過兩個腭弓界線。就像淋巴腺一樣，有的扁桃腺在反覆感染後，再也縮不回去，平常亦保持肥大的狀態。部分人甚至兩個扁桃腺大到會幾乎都靠在一起，此可能與接觸環境及體質有關係。

扁桃腺如受病毒或細菌侵犯，通常咽部（主要是軟腭）附近也會受波及。此時可以看到整個咽部變得較爲充血（比口腔內其他黏膜部分更爲泛紅），而扁桃腺也有凹凸不平及充血的現象，在其深深的隱窩中，可見到白黃色的膿狀分泌物，表面上也覆蓋著白斑點，頸部淋巴腺可能有腫大、壓痛症狀。

光是「扁桃腺腫大」不能做爲扁桃腺有發炎的根據，因爲有些人的扁桃腺在正常狀況下，本來就是大大的。必須扁桃腺上有明顯的充血、泛紅或覆蓋有白色膿液，才可說是扁桃腺炎。此種病人通常會有發燒、呑嚥劇痛的症狀。單純的扁桃腺炎幾乎都不會有咳嗽或流鼻水現象，這一點可與普通感冒來區別。

臨床上「扁桃腺炎」「扁桃腺有點腫」似乎被過分濫用了，尤其在病人有發燒狀況下，整個口腔黏膜因血液循環增加，本來看起來就比較紅，此時有些醫師可能不及細查或爲了給病人（及家屬）一個診斷名稱，會隨便說是「扁桃腺炎」或「扁桃腺比較腫」，事實上扁桃腺根本尙未符合發炎條件，而且本來就是腫腫的，並不是現在才腫。

由於少數人在扁桃腺炎後（特別是六～十四歲兒童），可能因體質或免疫系統作用，會變成急性風濕熱或是腎絲球腎炎，所以在扁桃腺炎病發之初，作正確的診斷是非常重要的。

有些人的扁桃腺常常會發炎，次數非常頻繁，爲了減少痛苦或避免因一再感染A群鏈球菌，醫師可能會主張乾脆將扁桃腺切除。這在醫界仍有不少爭論，內科、小兒科、免疫專家、耳鼻喉外科醫師彼此之間也有不少不同的意見。

一般認爲扁桃腺炎之發作，如果每年至少有四次以上，並且證實是A群鏈球菌感染，每次都會高燒、劇烈疼痛、扁桃腺化膿及腫脹會影響呑食，發燒病程長達五～六天，而且連續三～四年皆如此，則就有切除扁桃腺的必要了。另外也先要由耳鼻喉科醫師（負責開刀的外科醫師）及內科或小兒科醫師共同會診，而病人年齡至少要四歲以上，這是因爲此時基本預防接種都已結束，扁桃腺的淋巴組織已完成其產生疫苗抗體之任務。

從耳鼻喉外科醫師的觀點看，凡有習慣性咽痛、慢性扁桃腺炎、反覆性頸淋巴腺腫、扁桃腺周圍或扁桃腺後膿瘍反覆再發、扁桃腺過分肥大有礙呑嚥及呼吸，皆得以割除扁桃腺。

在鼻咽後腔頂部的腺樣體，剛好是在兩側耳咽管開口處，如果過分肥大，常會把此關口堵塞，而且咽部發炎時，與腭扁桃一樣，腺樣體也會腫脹充血甚至化膿。由於耳咽管被阻塞，耳與咽之間的壓力無法平衡，也易使鼻咽附近分泌物被吸入耳咽管，結果形成了慢性中耳炎。後鼻孔也因受這些淋巴組織的壓迫堵住，久後也容易引發慢性鼻炎或鼻竇炎，此種因腺樣體肥大而造成種種併發症，即謂之「腺樣增殖症」。

腺樣增殖症病人因後鼻腔幾乎被堵住，而有鼻塞、打鼾、失眠、張口呼吸現象。因張口呼吸，冷空氣未往鼻腔加溫而直接刺激喉部，也會造成咳嗽。病人講話常常鼻音很重，呼吸味道不佳，也失去味覺及嗅覺。腺樣體在青春期會自然萎縮，但其後遺症已造成。

最嚴重是如果一時無法張口呼吸，可能會造成呼吸困難，結果肋骨間肌及鼻翼會塌下（表示呼吸很吃力），此謂之「慢性呼吸道堵塞症候群」，睡眠中打鼾很重，呼吸聲濁，有時突然呼吸暫停約十秒鐘，才又開始打鼾。久而久之形成肺部短暫缺氧，血中氧量降低，在睡眠中呼吸增快、產生血酸中毒。同時也會誘發下呼吸道種種感染如肺炎、支氣管炎、肺氣腫，使肺動脈壓升高，造成「心肺症」。

對有此種「暫時停止呼吸」的小兒，如檢查確實有腺樣體的增生現象（即腺樣增殖症），應考慮由耳鼻喉外科醫師予以刮除其肥大的腺樣體。此時耳鼻喉外科醫師常建議連腭扁桃腺也一併拿掉，以減少腫大、發炎或阻塞呼吸道的可能性。刮除腺樣體最好是在兒童早期（入小學前），因爲如等到十歲以後再發現並開刀，可能早已有一些鼻或耳的慢性併發症發生了，這時候再刮除腺樣體，意義並不大。

急性咽炎的幾個觀念

近日因咽峽炎而發燒就醫的病兒，增加了不少。咽峽炎是急性咽炎中的一個分類。在上呼吸道感染中，急性咽炎是很常見到的病變。不過一般人似乎也相當欠缺這方面的正確概念。以下就談這幾個基本的疑惑：

「喉嚨發炎」不是正確的病名

咽與喉在解剖學上是指不同的地方。張開嘴巴，能被看到的部位叫做咽部（pharynx），包括左右各一的扁桃腺。再深一點看不見的地方才是喉部（larynx），包括聲帶及一些軟骨。平常所說的喉嚨發炎是指咽部，因此正確的病名應該是咽炎（pharyngitis），與喉無關連。

吞嚥痛或咽痛並非一定就有咽炎（即俗稱「喉嚨發炎」）

很多人以爲，咽痛或吞東西痛就可說是咽炎。其實醫學上對咽炎有一定的涵義及診斷標準。多數人自覺咽痛，只是指乾、癢、異物感、刺刺的，有些人是在咳嗽時才會痛，這些都不夠咽炎的診斷標準，治療上也無多少積極意義。

從實用的診療觀點看，咽炎與扁桃腺發炎可當作同義字，至少治療原則相同。要符合咽炎應該有四點：①病人確實有吞嚥劇痛；②突如其來的發燒，小兒病人則常併有腹痛及嘔吐；③檢查時，咽或扁桃腺上有局部充血、泛紅，或有潰瘍及分泌物（膿），光扁桃腺腫大是不能作爲診斷依據；④除非本來已存在一段時間，否則有厲害的咳嗽或鼻水症狀，就該排除於咽炎診斷之外。

許多人包括有些醫師在內，都濫用了「喉嚨紅」（扁桃腺紅腫）此一名詞。發燒時，由於血液循環增加，口腔黏膜看起來本就會紅紅的，在手電筒照射下都像是發炎，其實不一定是。因此，除非咽部看起來確是比旁邊口腔黏膜更紅，否則就不該作咽炎的診斷。

發燒不見得都是喉嚨（咽部）出問題

不少家長在小兒發燒時總一口咬定，又是喉嚨發炎了。事實上引起發燒的疾病相當多，咽炎只是一小部份，會使食慾減退的病也非常多，不見得只有喉嚨痛才吃不下飯。有些醫師在病人發燒時也喜歡幾乎每一個都說「喉嚨發炎」，這裡面有的是由於一時原因不明，喉嚨發炎成了最佳暫時說辭，而病人或家長也容易接受；有的就如上所述，紅紅的口腔黏膜被誤以爲是發炎。在懶得進一步思考或檢查，或怕病人「怎麼發燒看不出原因」的責怪下，也就難怪「喉嚨發炎」會那麼常見了。其實並沒有如此多。

如果發燒時只把焦點放在喉嚨，身體其他器官都不去一併考慮，有時相當危險，往往會誤了該有的診療。

「喉嚨有痰」？此話大有問題

一般人常在氣管炎或氣喘時，形容病人喉嚨有痰。眞相是除了部分鼻涕倒流的人，會感覺好像咽部有痰外，通常痰不會停留在咽部。因爲痰如能抵達咽部，則不是咳出或吐出，就是會經由食道吞下。我們聽到有痰聲作響，是痰在氣管內而非在咽部。另外也可能在鼻後腔因塞住而發出的聲音，使人誤以爲痰在喉嚨，三個月內的小嬰兒尤然。

是否有必要爲了「喉嚨有痰」而抽痰呢？答案是除了一些住院病人怕塞住氣道之可能而需要抽痰之外，一般在門診的病人抽痰多沒有必要，事實上也抽不到氣管的痰，頂多是吸吸口水或鼻水罷了。

聲音沙啞是因聲帶發炎所致而非咽部發炎

聲帶是在喉部而非咽部。聲音沙啞常是因急性感染造成喉炎時，影響聲帶所造成。

大部分的咽炎並不需要消炎藥的治療

許多人咽部吞痛時，自作主張去買抗生素服用，也有部分醫師在病人訴說吞嚥喉嚨痛，就例行開抗生素治療病人。這都是不正確的處理方式。

眞正的咽炎或扁桃腺炎只占喉嚨痛的一小部分，而細菌引起的咽炎又只占所有咽炎的少數。所以用抗生素來治療喉嚨痛，意義不大。四歲以內小兒的咽炎，幾乎全是病毒所造成，十五歲以上包括成人的咽炎也大部分與病毒有關。需要積極治療咽炎或扁桃腺炎的是介於四、五歲至十五歲左右的學童，而其治療主要著眼並非在於退燒或讓喉嚨不痛，是為了要防止急性咽炎轉變成風溼熱或風溼性心臟病。

值得注意的是，咽炎病人之咽部所培養出來的細菌，僅有A群鏈球菌才值得治療。其他細菌不是正常無害菌就是治不治療並無差別。總而言之，如果咽痛加上發燒，沒有咳嗽或鼻水，局部有明顯充血或化膿，年紀是四歲至十五歲之間，咽部檢驗證明為A群鏈球菌存在，才有必要積極地以抗生素來治療。

多數咽炎以內科療法就已足夠

咽炎、扁桃腺發炎（或喉嚨痛），不見得一定要由喉科醫師來治療。事實上「耳鼻喉醫師」的全名是「耳鼻喉外科醫師」，意思是以外科方法來處理耳鼻喉方面毛病的醫師，而內科或兒科醫師就是耳鼻喉疾病的內科醫師了。不少人誤以為內科或小兒科醫師對喉嚨疾病不夠「內行」，由前面所述其實只是內科與外科方式的分別罷了。咽部毛病如需要以外科方法輔助才能治癒，當然一定要耳鼻喉醫師來處理，如果只是用內科方法即夠（吃藥、打針），則內兒科醫師的診療似乎也很恰當。從學理上而言，需要動用到外科方式治療之咽炎並不多見。

有關喉嚨痛的幾個疑問

喉嚨痛與喉嚨發炎有沒有不一樣？

喉嚨痛與喉嚨發炎，是兩個非常令人混淆，同時在定義上也很模糊不清的兩個名詞。

由於每個人對「痛」的感覺、描述方法及能力、忍耐度各有不同，所以對在喉嚨附近的感覺如：怪怪的、癢癢的、異物感、好像東西壓住、很乾、裡面腫腫的、有點辣辣、有東西黏在上面、燒灼感、狹窄感、像有痰塞住、呑東西刺刺的、呑口水也痛……不管是否眞的「痛」，一律可以被說成喉嚨痛。

醫學上的喉嚨痛，實際上指的是咽、喉、氣管上端（尤其是咽）的毛病，而病人說的喉嚨痛，可能還包括食道、甲狀腺附近的疾病。有時甚至只是一種心理感覺而已，不是眞的有喉嚨的問題。

「咽部」就是我們張開嘴巴能見到的一些構造，包括軟腭、扁桃腺、懸雍垂、舌根部、後面壁上的鼻咽黏膜。「喉部」則是更深部、必須以特殊儀器才看得見的會厭軟骨、聲帶附近。喉部以下就是氣管了。

「喉嚨痛」是病人主觀的感覺，至於有沒有「發炎」，則是檢查者客觀的判斷名詞。嚴格說來，病人是不應該自我形容「喉嚨發炎」的。由於我們常說的「喉嚨」，只有咽部才是以肉眼可以直接馬上觀察得到的部位，因此醫師叫病人張嘴說「啊」（此時懸雍垂及軟顎會因發聲而上升，不被舌頭擋住）後，宣稱：「喉嚨有發炎現象」，實際上指的只是「咽部發炎」，與喉、聲帶、氣管、食道是沒有關連的。

喉嚨痛，只是病人的一種抱怨，有時不一定是眞正的「痛」，也不一定問題出在喉嚨上。而正確的喉嚨發炎，其實指的是咽部或扁桃腺的發炎，與喉沒有關係。而正確的名詞應該是「咽炎」或「咽及扁桃腺炎」。

喉嚨痛或喉嚨發炎，就一定是咽炎嗎？

喉嚨痛的定義模糊，情有可原，因爲只是病人的形容而已。但目前喉嚨發炎（即「咽炎」）的定義也很模糊，這要歸咎於醫師太濫用此一名詞。大多數的喉嚨發炎，其實在醫學上都不符合咽炎（或咽—扁桃腺炎）的定義，常常只是醫師對自訴喉嚨痛病人的一種回應，或是對病情不明病人的一種暫時搪塞病名，有時甚至只是醫師本身學養經驗不足、所做出的錯誤診斷。當然如果有一些條件限制，有時會使診斷不易。

有些病人的扁桃腺本來就是腫大的，看到「扁桃腺有腫大」現象，就說是扁桃腺炎，顯然不一定正確。有些病人在發燒時，在燈光下口腔黏膜本就紅一些，看到此情形，就說是咽炎，也不一定正確。

為什麼要將喉嚨發炎、咽炎分這麼清楚呢？

許多人都以爲，不管喉嚨發炎、咽炎或喉炎，反正有「發炎」、有症狀就要治療，也就是吃消炎藥，所以不必分那麼清楚。不過這種觀念是錯的，因爲無論發燒多高、如何疼痛，在醫學上只有A群鏈球菌引起的咽炎，才有必要以消炎藥治療，其他的咽炎，消炎藥大都是多餘的。

換言之，大部分的喉嚨痛或大部分所謂的「喉嚨發炎」，都是不須要吃抗生素的。自認感冒喉嚨痛，吃片紅黴素，更是錯誤的行爲。

抗生素也有人稱爲消炎藥，是針對細菌感染發炎的藥物，它對病毒可是一點用處也沒有。多數眞正的咽炎，是病毒所造成，吃抗生素不但無濟於事，反而會有副作用。即使是在咽部作細菌培養，而證明有細菌存在，在臨床實用上也只有A群的鏈球菌，才有治療的必要。因爲其他類細菌在醫學上都已證明只是平時寄宿且常在的「正常菌」，而非眞正最近侵入、會促發咽炎的菌，不理它亦無所謂。

為何只有A群鏈球菌造成的咽炎，才有必要吃抗生素呢？

所有眞正的咽炎，不管病毒性或細菌性，即使完全不去治療，在三、五天內，也一定會自動退燒、香痛自動消失，不留痕跡也無後遺症，老實說治不治療，並沒多大差別。唯有A群鏈球菌之感染，特別是在三～十八歲年齡層，有極少數可能因治療不完全，加上體質因素，最後產生了急性風濕熱變化，有機會導致風濕性心臟病。

成人的後天型心臟病，有一半是屬於風濕性心臟病，而這些風濕性心臟病人，幾乎都是在兒童期反覆罹患A群鏈球菌咽炎，而每次治療（亦即吃消炎藥）都未徹底，燒退了就不管，才造成了心臟瓣膜的損傷。當然也有不少人治療雖不徹底，卻也沒事的，這可能還牽涉到環境、遺傳、社經影響、季節、流行病學因素。不過只要把每個A群鏈球菌咽炎病兒都好好治療（一般是吃抗生素十天），使細菌不殘留，則保證幾乎不會有風濕熱之後遺症，而不這樣做，就有併發風濕熱的可能性，雖然機會不大。

另外，以抗生素治療A群鏈球菌咽炎，還可以防止細菌擴散、避免扁桃腺周圍膿瘍或淋巴腺炎之發生、防止傳染他人，並可以減少病程時間、減輕病人痛苦，但不能預防腎絲球腎臟炎（鏈球菌咽炎另外一種併發症）。

怎樣才可以分辨何者才是真正咽炎？而在咽炎中又如何分辨何者才是A群鏈球菌所引起者？

通常感冒病人都不會有咽炎變化，如果有，就叫做咽炎，而不叫感冒了。醫學上眞正的感冒，是指咽部並未看到有什麼明顯發炎（充血、化膿、潰瘍、紅斑）變化，且不會發燒、很少咳嗽，症狀以鼻水爲主，十天即可自癒。

另外一種叫做鼻咽炎的病，則是有大量鼻水及鼻塞，再加上咽部有明顯發炎，不過病人都會發燒好幾天，咳嗽不多，幾乎百分之百是病毒感染，因此也無風濕熱之虞。

對喉嚨痛病人，如果仔細問以下兩個問題，應可初步分辨是否要考慮咽炎。第一，究竟只是乾乾癢癢的、稍微刺刺的、好像有東西塞住，或是在咳嗽時才覺得痛？如果很嚴肅地叫病人認眞思考，要他講出實際感覺，仍抱怨「眞正吞嚥劇痛」的，才比較有必要初步列入咽炎診斷。許多人咳嗽因包括咽、喉、氣管、聲帶都用力的關係，所以才「喉嚨」痛了起來，此種「咳才會痛」就不算咽炎了。

第二可問病人「你痛在哪裡？」如果他用食指指著頸部正中線（即喉結附近），那麼很可能只是氣管或支氣管的發炎。如果他用一根拇指及剩下四指來捏著下巴下面的三角帶（淋巴結處），則就有咽炎的可能了。

吞嚥的確劇痛，而指著痛的位置剛好在下巴三角的病人，如果另外又有高燒、頭痛、惡心嘔吐及腹痛（尤其小孩），再加上沒有流鼻水、咳嗽、結膜炎，而檢查咽部，確實有充血、紅斑、化膿、瘍的現象，且頸部又有淋巴結腫痛，才可以診斷是咽炎。如果病人主訴雖然眞的有吞嚥痛，但並沒有發燒，或是明顯的鼻水及咳嗽，咽部看起來沒怎麼樣，就不符合急性咽炎的條件。

A群鏈球菌的咽炎或扁桃腺炎，通常在咽或扁桃腺上不會有潰瘍變化，因此如果看到有一個個小潰瘍或小水泡，即可斷定不是鏈球菌所引起。年齡太小（三、四歲以下）不太會描述喉嚨痛，幸好三歲以下的咽炎病人，幾乎罕有A群鏈球菌之感染，而十八歲以上，即使有A群鏈球菌感染，第一次發作風濕熱也很少見，所以也不必太認眞考慮是否鏈球菌感染。

要確定是否A群鏈球菌咽炎，只有兩個方法，一是快速抗原檢驗（只要十分鐘），二是咽部抹片作細菌培養（要兩三天）。而要挑選作檢查的病人，主要條件就是必須如上所述：三歲到十八歲之間，有吞嚥劇痛及高燒、頭痛，但沒有咳嗽、鼻水、結膜炎，咽部看起來有明顯充血或化膿、紅斑而非潰瘍，如果再加上頸部淋巴結的腫大疼痛，則就是高度懷疑的A群鏈球菌咽炎病人了。

換句話來說，就是年齡在三、四歲以下或成年人，如果吞嚥不是眞的很痛，如果沒有高燒，如果已有咳嗽或鼻水出現，如果咽部看起來並沒什麼明顯變化（或只是一些潰瘍水泡），則就不必要考慮A群鏈球菌感染，也就是說可以不必去檢驗或使用抗生素，亦即不那麼認眞去治療也不致有危險。

如果缺乏檢驗的設備，如何鑑定A群鏈球菌呢？

非常類似A群鏈球菌咽炎之病人（突然高燒、吞嚥疼痛、頸淋巴腺腫痛、無咳嗽無鼻水、咽部有明顯紅斑或化膿），如一時不能化驗，可在儘量不吃退燒藥條件下，由醫師開處方，先試服盤尼西林藥物（或類似抗生素）一兩天。如果一兩天馬上退燒，則A群鏈球菌感染之可能性較大，雖然已退燒，還是該繼續服用八～十天藥，特別是三到十八歲者。如果吃了兩三天，仍高燒不退，反而該停用抗生素，因爲很可能只是病毒感染而已，再吃也沒有用，要靠自身抗體來痊癒。

市面上的喉片、口含片，是否對喉嚨發炎有幫助呢？

一般的喉片，在眞正的咽炎的治療上，是不會有效果的，大多是心理作用。但如果不是鏈球菌造成的咽炎，甚至根本構不上咽炎條件的，當喉嚨不舒服時，含一片喉片，可能多少會令病人感到舒服一點，倒是沒什麼大壞處。如果是鏈球菌咽炎，則非要吃藥不可，光是喉片是沒用的，而且也危險。

長時期常常感到喉嚨不舒服，覺得咽部總是有東西塞住，吃藥又沒效，是否就是慢性咽炎？

確有不少人常抱怨喉嚨慢性痛，但通常檢查咽部卻發現既不紅、又不腫，什麼都沒有。這種病人通常女性較多，很可能與現代的文明生活環境複雜化有關，例如情緒緊張、壓力、空氣汙染、報紙雜誌及大衆媒體對疾病或癌症的報導所致的恐癌心理等等，都有關係。當然一些像鼻竇炎、食道炎、甲狀腺疾病、內分泌毛病、自律神經失調、腺樣體增生等較確定的病要先排除，不過最主要可能是要考慮個人的精神心理因素。

這種病人通常沒什麼危險或後遺症，不過治療要有耐心，通常也可能需要一些鎮靜或精神安定劑來幫忙。

急性咽炎時，是否一定要做局部性的抹藥或清洗？

從內科觀點看，沒有什麼藥物可以在局部直接殺死病毒或細菌的。因此在喉嚨塗藥，雖然很可能使病人主觀暫時感到「舒服點」，但對整個病程或預防風濕熱，卻沒有幫助。如果把分泌在扁桃腺上的膿去除，過不久還是又會再分泌出來。而塗點止痛、痲醉藥，藥效一過或口水一沖掉，不一會還是又會再痛起來。因此國外的內科或小兒科專家學者，並不主張局部處理，尤其小兒科醫師認爲，處理喉嚨痛，最重要的是確定A群鏈球菌患者並加以積極治療，最主要目的是預防風濕熱的發生，並不是爲了退燒，因爲即使不吃藥，本來兩三天後也會自然退燒的。

耳鼻喉外科醫師顯然有不同看法，認爲除吃藥外，必須加上局部塗藥或清洗，站在爲求對病人有幫助的立場看，多一層治療並無什麼害處，不過必須注意器械的消毒及不必要的汙染。吾人也希望將來有客觀的科學統計數字，顯示局部治療確實對病人病程及預防風濕熱有幫助，而不是由醫師自由心證認爲這樣洗，「病人似乎恢復較快」。但無論如何，做了局部治療，最後還是要靠吃藥（內科療法）。

依筆者看法，除非有扁桃腺周圍或扁桃腺後膿腫（膿瘍）之產生，須以耳鼻喉外科治療外，急性咽炎還是以吃藥爲主，不作局部治療也沒有關係，一般小兒科文獻都已證明了此點。

常常扁桃腺發炎，是不是可以把扁桃腺割掉？割了是不是以後就不會發炎？

如果一年當中，有四次以上的化膿性扁桃腺炎，每次都有發燒、呑痛、扁桃腺腫大難以下嚥，且證明爲A群鏈球菌感染，兩三年來都是如此，割除扁桃腺確可減少每次感染的痛苦。不過開刀年齡至少要四歲以上。

開完刀，扁桃腺雖不會再發炎，但咽部仍有其他免疫組織，如有感染機會，仍可能有咽炎或淋巴腺腫痛之變化，亦不能減低風濕熱之威脅。

談三種潰瘍性口腔炎

手足口病及疱疹性咽峽炎常在夏初並行肆虐，侵犯許多幼兒。疱疹性咽峽炎雖冠有「疱疹」之名，卻大多是科沙奇病毒所造成。

同樣常會在口腔內造成潰瘍病變的另一種病，疱疹性口齦炎，其元凶才是疱疹病毒。此症與前兩種不一樣的是，潰瘍通常較大、牙齦會浮腫充血潰爛、舌頭及唇、嘴角周圍常遭波及。

這三種堪稱小兒最常見的潰瘍性咽炎或口腔炎，特徵包括發燒一至六天，嘔吐、吞嚥劇痛、流口水。說起來雖沒什麼危險性，卻令病兒十分痛苦，而且沒有特效藥可用，只能耐心等待病程過去。

下面有三個有關的疑惑是家長常提出的：

潰瘍性口腔炎病人常會高燒好幾天，有沒有必要加以控制？

發燒是人體免疫系統對病毒侵入的一種反應，除了令人不舒服外，可說毫無害處。一旦罹病，要燒幾天都是一定的，無論如何使用退燒藥，大致都不能改變發燒的過程。因此，病人如果不致太不舒服，不退燒也無所謂。

話說回來，如果病兒相當痛苦，則不妨在醫師指導下使用退燒藥。退燒藥同時也有止痛的效果。

嘴巴破得那麼厲害，要不要擦什麼藥或洗喉嚨？

因爲沒有什麼藥水可以「殺死」病毒，何況病人的口水直流，想擦藥也擦不上去。因此，大可不必擦任何藥水或「洗」喉嚨。近年有一種抗疱疹病毒的霜劑上市，對反覆性唇角疱疹可能有幫助，尤其在剛發病時塗用，但口腔內潰瘍似乎不易塗上。對大部分潰瘍性口腔炎的小病人而言，由於三、五天就會痊癒，局部處理更是毫無必要。

口腔炎時該吃什麼？不肯吃怎麼辦？

如果病兒吃得下，想吃什麼都可以。太熱太鹹的食物可能使潰瘍更痛，因此應該避免。把奶水冰過再吃，說不定幼兒會比較肯吸食，對於什麼都不肯吃的較大兒童，含高熱量的冰淇淋或許是他在痛苦中唯一可以接受的食品，不妨一試。

耳垢要不要挖？

許多人到理髮店喜歡順便掏掏耳朵。有些媽媽閒來無事也愛抓著小朋友挖一挖耳道，讓耳垢不致塞滿耳內。究竟有沒有必要這樣做呢？

耳朵分爲外耳、中耳、內耳三大部分。外耳與中耳之間有一道封閉的「牆壁」（即鼓膜）隔開來，因之外面的東西如水、昆蟲、灰塵，是沒有辦法進入中耳——即「眞正的耳朵」裡面的。也就是說洗澡或游泳有水分進了耳朵，只會停留在外耳，便再也進不去了。此時只要側頭讓水再流出來，剩下的都會蒸發掉。

外耳的外面三分之一是屬於軟骨部，裡面三分之二是硬骨部。只有軟骨部才有細毛及毛囊及分泌耳垢的腺體。耳垢通常會堆積在耳道口，使外耳道更爲窄小，可防止較大異物跑進去，而且也具有一些殺菌作用。

耳垢在醫學上原文謂之耳蠟，表示並不是污垢而已。耳蠟分爲乾性、油性兩種，與遺傳有關。耳朵不斷分泌耳蠟，爲的是要保護外耳裡面盡頭的鼓膜。因爲鼓膜受了破壞，聽覺即會受影響。由於體質不同，有的人耳蠟多，有的人少，乾的耳蠟碎碎的，會自動掉出來。如果耳蠟堆積很多，事實上也不太會妨礙聽覺，因爲經由空氣振動以及頭骨之共鳴傳導，即使外耳道完全被耳蠟塞滿，別人說話照樣會聽得到，但可能稍有閉塞感。

耳蠟中含有油質成份，可使耳道的濕度維持適中，也可使耳道上皮受到一層保護，不會輕易受到躲在表皮的各種微生物侵入。如果常常太過分清理耳蠟，會反而失去這種天然的屏障。

不過如果耳蠟太多，在潮濕的台灣，常有機會形成外耳道的黴菌感染，並且會深入皮下，黏得很緊，使耳朵發癢。另外如果有髒水進入耳道，被這些耳蠟所吸收而泡在裡面，則很容易將外耳表皮浸軟，並孳生細菌而造成外耳炎。而耳道如果發癢，以手或各種器具（棉棒、耳挖子、牙籤）伸進耳朵挖，很容易抓破表皮，繼之細菌侵入即會產生耳癤（俗稱「耳疔仔」）及瀰漫性外耳道炎等外耳道疾病。

耳癤即是外耳道的某個角落長了癤子，是細菌由毛囊侵入或皮脂腺阻塞再感染而發生的，只見於外耳道的軟骨部。一旦有了耳癤，由於耳道狹小，皮膚薄又靠近骨膜，感覺神經很敏銳，因此病人會非常非常痛，痛到晚上會睡不著覺，連吃東西咀嚼或拉耳朵都會因牽扯而痛，要到化膿、破裂流膿，才會消失。也有人一個耳癤結束，又再接著長第二個，不勝其煩。治療則須使用抗生素，當局部化膿變軟後可由耳鼻喉外科醫師予以切開排膿。

瀰漫性外耳道炎的發炎，並非只限於一小點，而是因搔抓耳道受傷後，細菌侵入皮下，造成整個外耳道皮膚之廣泛性浮腫、變紅。病人會覺得癢、閉塞感、疼痛、並有漿液性的分泌物流出來，不過可能不像耳癤那麼痛。

如果耳蠟太多，塞得滿滿的，很硬而不容易自己掉出來，可以找耳鼻喉外科醫師，設法將之去除。如此可以防止小朋友自己亂挖導致發炎，另外如耳朵在洗澡或游泳時進水，也比較不致發生耳道浸軟作用而長黴菌或發炎。

小兒科病人在有呼吸道感染時，往往要注意有無急性中耳炎的併發症。檢查中耳炎時，必須由醫師拿著耳鏡，從外耳道伸進去，直接觀察鼓膜的變化，如果外耳道塞滿耳蠟，就無法做檢查了。此時必須先將耳蠟除去，有時還需要請耳鼻喉外科醫師幫忙。近年有一種經由耳道照射大腦下視丘體溫中樞而感應體溫度數的體溫計，如果耳道的耳蠟太多，也不方便測溫。因之小兒科醫師不太喜歡耳蠟一大堆的小病人。

常常游泳的小朋友，事前最好先由耳鼻喉外科醫師清理耳道，不要積留太多耳蠟或髒東西，如此萬一有水分進入，也會馬上排掉。游泳或洗澡要戴泳帽浴帽，事後用吹風機吹乾兩耳。

家長不應該自己動手爲小兒清理耳道。在平常看病時可以由小兒科或家庭醫師先判定，是否要轉耳鼻喉外科醫師處理過多的耳蠟。另外也要教導小朋友不要自己亂挖耳朵，以免耳蠟越挖越進去或造成破皮。有癢、痛或聽覺異常（例如嗡嗡作響）就要告訴家長，由醫師來處理。

小兒鼻竇炎

「鼻炎」與「鼻竇炎」是兩種不同的病，不過由於鼻子與鼻竇的關係密切，所以兩者常常會合併發生。有人認爲，就廣義而言，幼兒期的鼻竇甚至可以看作鼻腔的一部分，鼻子發炎了（例如感冒），鼻竇事實上多少也會跟著發炎，只不過此種鼻竇炎可能是病毒性，可以自然而癒。

鼻竇正式的名稱，應該叫做「副鼻竇」。副的意義就是在旁邊，竇可以想像爲一個小洞穴，鼻竇就是在顏面的骨頭上，凹下去的幾個洞穴，上面覆有黏膜層，並與鼻腔相通。通常在鼻子兩邊各有四對鼻竇，叫做上頷竇、篩竇、額竇及蝶竇——叫起來滿拗口的。

我們吸入的空氣，在到達肺部以前，必須先「加溫」並且予以「濕化」，否則低於體溫的乾空氣（體溫卅七度，而絕大多數時間，大氣溫度都低於卅七度），直接跑到氣管、肺部，是會令人受不了的。空氣進入鼻腔，首先就被鼻腔加第一次溫，然後分別流向四組鼻竇去轉一圈，再回到鼻後腔，然後抵達氣管及肺，此時氣流溫度就與體溫一樣了，不至於刺激到肺部。

鼻竇所形成的空間，對講話的共鳴也有關係，講話如無共鳴，聲音塞塞的，一定很難聽。另外鼻竇腔由於充滿了空氣，對頭骨及腦部，好像一個可以緩衝的安全氣囊，在受外界撞擊時，多少可以有點保護作用。

鼻竇黏膜層的表皮細胞可分泌黏液，其上並有細纖毛，可以將溶在上面的髒東西掃出去，此謂之纖毛運動，其功能與鼻腔上皮差不多。不過如果在鼻腔有濾過性病毒感染（例如感冒）時，此一輸送髒物的功能發生故障，即造成黏液滯留，由於鼻腔與鼻竇腔上皮細胞幾乎是相連的，故鼻竇也有相同變化。到最後因黏液滯留，可引起細菌感染，結果發生水腫、阻塞、充血，也使鼻竇通向鼻腔的開口被塞住，使黏液滯留更加嚴重，如此就叫鼻竇炎。

小孩子的鼻竇發育非常慢，通常急性鼻竇炎並不多，而且大多在八歲以後才有典型的症狀。有些小兒長期反覆地有鼻涕、鼻塞、噴嚏，他們有的是一再的病毒感染，一個沒好，另一個又接著來，看起來好像鼻水不斷；有的是一種叫做嬰兒鏈球菌鼻咽炎，會有斷斷續續微熱，加上膿黃鼻涕；有的是過敏性或對汙染空氣過分敏感的過敏性鼻炎，平時也是整年鼻塞鼻水不停；這些病兒常被隨隨便便地冠以鼻竇炎的診斷，事實上小兒鼻竇炎病人並沒那麼多。

但是任何一個小兒病人，如果在呼吸道感染而有鼻水、鼻涕、鼻塞連續兩周以上，而且沒有好轉跡象，甚至鼻涕變得更爲黃而黏稠，看起來又不像第二次的感染；或是咳嗽超過兩三禮拜，咳出有膿痰，鼻後腔有東西「黏住」，而聽診發現氣管沒什麼問題；上眼皮及眼窩周圍水腫，特別在剛起床時，而且眼角常有黃色分泌物；眼睛周圍有悶漲感，尤其低頭時更甚，大孩子抱怨眼窩附近及上緣疼痛或視力模糊；而就必須考慮是否已有鼻竇炎的存在。

其他現象可能還包括發燒、呼吸時鼻子有臭味、失去嗅覺、頭痛、眼窩上或鼻兩側的上頷有壓痛、鼻水倒流。

通常小兒的鼻竇炎多大是屬於急性，或是反覆的急性發作，慢性非常少見（青春期後或成人較多），且多爲單邊，因此大多還是須用內科療法，很少須要開刀。

正確的鼻竇炎診斷，必須靠暗室照光法或X光、超音波檢查，有時還要抽取鼻竇膿液來作細菌培養，以決定用藥。如果已確定是急性鼻竇炎，先要用抗生素來控制感染，另外如果鼻膿多且塞得厲害，應該由耳鼻喉外科醫師予以徹底地抽取鼻腔中膿液，使鼻竇內發炎的膿性分泌物能清除暢通，幫助症狀的消除。醫師可能還會使用噴鼻藥水或鼻棉塞來使鼻通道消腫。

要注意的是，藥物治療至少要十天到兩周，甚至要三禮拜以上。另外可以自己採用蒸汽吸入法，使黏稠的鼻涕能變得稀一點，而比較容易排出來。

先天性鼻內結構異常或腺樣體增生，也可能是引發鼻竇炎的原因，此時就須針對這缺陷予以開刀矯正。過敏性鼻炎病人如果長期控制不好，有嚴重的鼻塞，影響到鼻竇分泌物的暢通及妨礙鼻黏膜的纖毛運動，當然也有很大機會促發細菌感染，造成鼻竇炎。因此也應平時即以藥物來減輕過敏的症狀，不要放著不管。

小兒甚少見有慢性鼻竇炎的發生，不過如一次次急性發作卻未加以重視，也沒好好服藥，則將來即有一再復發、變成慢性（每次一發作會超過三個月）的可能。屆時鼻甲肥厚、出現鼻息肉、鼻膿滯留排不出、鼻竇失去功能、鼻塞十分嚴重，說不定就須要開刀才能解決了。因此平常有症狀即應及早治療，並與小兒科、家醫科、耳鼻喉外科醫師充分合作，讓小兒得到最好的照顧。

中耳炎可能影響聽力

小兒急性化膿性中耳炎，是幼兒成長過程中，非常普遍的一種疾病，也是小兒科領域最常見的一種細菌性感染。不過由於不是每一個病人都很簡單就可從外表診斷出來，而且有的會自然而癒，而台灣的家長在小兒生病時，總是把重點擺在「喉嚨」，其他都不管，因而包括醫師在內，不少人都忽略了此病。

雖然急性中耳炎的併發症不多，不過有時卻可能很危險。而這些併發症包括後乳突炎、顏面痲痺、腦積膿、腦膜炎等，有些人會變成慢性中耳炎、中耳積水、鼓膜穿孔、聽力障礙、進而影響學習說話。

在美國的一項統計指出，超過七歲兒童，有百分之八十四的人至少曾有過一次中耳炎，其中有一半人發作四次以上。另外一項統計顯示一歲內有一半嬰兒至少會有一次中耳炎，在兩歲時即有百分之七十五的嬰兒得過中耳炎。在台灣雖然沒有一個很好的統計，病人比例應該是相去不遠。

中耳炎好發年齡是半歲至六歲之間，與這年齡層的呼吸道感染頻繁很有關係。其實兩足歲後，罹患中耳炎的小兒比例就少多了，也可以說兩歲以前的小兒要特別注意。

中耳外端藉著封閉的鼓膜與外耳相隔開，鼓膜裡面有類似槓桿作用的三個聽小骨互相連接，將鼓膜震動的聲波再傳到內耳的半規管及聽神經。中耳有一個叫做耳咽管的小管子，通向咽部，其目的是可以把中耳的分泌物經由此管排送到鼻咽部。而耳咽管在咀嚼或打呵欠時會打開，讓中耳經由鼻咽部與大氣相通，維持中耳壓力與外面壓力平衡，使鼓膜不會因兩邊壓力相差太大，凸向任何一邊，甚至破裂。平時耳咽管會密閉著，將含有許多細菌的鼻咽與中耳互相隔開，另外也藉著表皮的纖毛運動，把要進入中耳的病原體排出去，因此中耳平常可維持在無菌狀態。

造成中耳炎或積水最主要的原因，就是耳咽管先發生阻塞，或纖毛運動失去功能，而使鼻咽部的異物或細菌趁虛而入。而且耳咽管阻塞後，中耳內空氣變少了，外耳的大氣壓力就會將鼓膜壓向中耳，使鼓膜看起來凹陷（醫師檢查耳膜時可發現），中耳分泌也因而增加，如果又排不出去，就造成中耳積水了。

鼓膜凹下，與聽小骨的連接振動就受限制，加上又有積水，原本靠空氣的傳導效果降低，結果聽力就會受損。

嬰兒的耳咽管很短又很直，鼻咽、口腔的分泌物及食物、細菌較成人容易直接掉入中耳，造成發炎。所以餵奶時，不要躺著喝或是頭比身體低，尤其是剛好又有呼吸道感染的時候，因纖毛功能降低，奶水更可能有機會跑入耳咽管，進入中耳，同樣也會造成中耳炎。

急性中耳炎最常見於呼吸道有了感染之後，如前所述，因鼻涕鼻水增加，鼻咽部水腫充血，阻塞了耳咽管並妨礙其掃除分泌物的功能，細菌趁機侵入中耳發炎，進而使分泌增加，造成化膿。中耳腔的空氣被髒的液體取代，病人會感覺耳內很漲、疼痛、聽不清楚，年幼者則表現出焦躁不安、拚命拉耳朵、睡不著、有時還會發燒或嘔吐、腹瀉。

有時在感冒恢復期，病人因太用力擤鼻涕，嘴巴未打開而且兩個鼻孔一齊壓緊擤，此時可能就會把髒的鼻涕向內壓到耳咽管進入中耳，造成中耳炎。

中耳炎如果在初期不理它或未以藥物控制好，就會進而使分泌增加變成膿狀物，最後鼓膜因積膿太多破裂而流出帶血的膿液。一旦膿液流出外耳道，病兒就舒服多了，退燒而且也不再疼痛。此時應由醫師每天沖洗耳道，保持乾淨，並繼續服藥來消炎。破裂的鼓膜，在三周～半年內會癒合，但是如果醫師在膿液積到最高峰、或在藥物治療效果不佳狀況下，先行把膿液抽出或作鼓膜切開術，使膿引流出來，則以後鼓膜之癒合，比自然破裂再癒合，會來得完整而漂亮，對聽力之保持也較好。

在鼓膜破後兩周，萬一仍有持續性大量液體繼續每天外流，則應考慮有無後乳突炎。後乳突就是耳朵後面頭骨突出的那一塊。由於這地方與中耳腔鄰近，炎症太厲害時就有可能被波及。病人會再度疼痛（尤其晚上）、發燒，後乳突尖一摸就痛。統計上顯示，如中耳炎完全不加治療，有百分之八病人會併發後乳突炎。

除了一些腦部附近之併發症如腦膜炎外，有的病兒因中耳免疫受損、治療不完全、耳咽管阻塞而增加中耳滲出液，雖然中耳炎的急性期已過去，仍有持續性的液體留在中耳內，此謂之積液性中耳炎。此稱積液，可能爲漿液性，也可能爲黏液性。

有了積液性中耳炎，患者會有不同程度的聽力障礙，甚至影響語言及學習的能力。有的人更因鼓膜凹陷，加上聽小骨壞死，產生硬化以及膽脂瘤或神經性病變，聽力可能完全喪失。

有急性化膿性中耳炎以後，又持續發生此種中耳積液，則應由耳鼻喉外科醫師好好追蹤治療，必要時還要再切開鼓膜，將積液抽出，或裝置中耳通氣管，讓中耳氣壓與大氣壓力平衡，使分泌減少，而且液體可由此管引流出來。等耳咽管不再阻塞，功能恢復了，再把管子抽掉。

急性中耳炎是有時相當麻煩、卻常被忽略的小兒科疾病。不論家長或一般開業醫師，都有必要加強對中耳炎的認識。一個良好的小兒科或家庭科醫師，在門診應該隨時備用耳鏡，以便檢查小兒耳膜（鼓膜）。美國一般藥局，甚至有販售一種家庭用簡單耳鏡，讓家長可以自己在家先檢查一下感冒小兒，看病時再提醒醫師注意，由此可見他們對中耳炎的重視。反之在台灣，不但許多第一線醫師不太主動爲小兒檢查中耳毛病，甚至有些「耳」鼻喉科醫師也很少例行爲小兒作類似檢查（可能只是以洗喉嚨爲主要工作）。

最後再強調，有了急性中耳炎，一定要儘量遵照醫師囑咐好好服藥十~十四天。一旦有過中耳炎，在每次呼吸道感染時即要留心是否復發。平時也該定期爲小兒作個聽力測驗，如有問題就要及早治療。還有在擤鼻涕時，不要兩邊一齊擤，不要太用力，同時嘴巴要張開。

不要被「熱到」蒙蔽真相

最近天氣十分悶熱。在大熱天從事某些活動後，出現一些不舒服的症狀時，老一輩人常會用「熱到」來形容，意思是暑熱氣候所致，以別於受涼後的「冷到」。

民間有此二分法，主要是過去的人沒有微生物的觀念，因此以冷熱來解釋一些生病的現象。現在我們已知道，所謂「冷到」並不是因為氣溫低，而是呼吸道受了病毒的侵犯。同樣的，一般人所謂的「熱到」，其實也是病毒感染人體的關係。

夏天裡，在燠熱的環境及擁擠的人群中，仍有相當大量的各種病毒、細菌活躍，尚未有抗體的人接觸後即有可能發病。當從公園、溪邊、游泳池、操場、海濱、百貨公司回家後，有的人因此產生了高燒、嘔吐、腹瀉、咳嗽、盜汗、倦怠、痠痛、頭暈等症狀，事實上他們並不是醫學上的中暑，大部分還是受了感染。

眞正中暑的主要原因是在大熱天，溼度又高，身體對高溫環境的適應不良。可能病人的體溫調節中樞失去控制，也可能是鈉、氯離子大量從汗液排出，或是排汗功能失去作用。結果引起高燒（一般會在四十度以上）、肌肉抽搐、昏厥，甚至循環衰竭的現象。老人、慢性病、幼兒、服用某類藥物的人尤其容易如此。有的人會蒼白、四肢冰冷潮溼、血壓下降、脈搏微弱，有的會頭痛、平衡失調、冷汗、亂講話。嚴重中暑的病人可能出現昏睡、休克、汗排不出，甚至心、肺、腎功能受損。

中暑的病人只要立即移至陰涼處，補充鹽水，必要時以冷水或酒精拭浴降溫，大都可以恢復。嚴重時則須送醫處理。

許多家長所謂「熱到」的小病人，其實很少符合中暑的條件。自以爲是受高溫影響而自行處理（例如用銅板在背後猛刮），有時還會誤事。最好還是檢查看看是否有什麼感染，不要被「熱到」兩字蒙蔽了眞相。

皮膚、肛門、泌尿道

談皮膚過敏的錯誤觀念

過敏是每個人幾乎都有的經驗，尤其是皮膚癢，誰都會聯想到過敏。然則有些觀念是錯的，下面試舉幾個例子：

皮膚長紅斑疹塊，一定是過敏？

因細菌或病毒感染而發疹的病很多（超過80種），尤其是小兒。有時疹塊是皮膚黴菌感染或痱子，不一定就是過敏。

皮膚過敏一定是吃到什麼東西？

蕁痲疹的原因包括：冷或熱刺激（如碰到冷空氣、冷水）；陽光；心理或情緒壓力；病毒或寄生蟲感染（有的小孩一發燒常會同時出現蕁痲疹）；昆蟲咬；皮膚接觸動物、草、花粉、魚、蛋、橡皮；吸入某味道（如油炸物）；全身性疾病（如甲狀腺毒症、狼瘡）；吃東西（食物或藥物）不過是其中一部分原因而已。

吃東西而過敏，是食物不新鮮？

食物導致過敏，是因其中所含過敏原與人體不合而起反應，而非不新鮮。食物腐敗可造成拉肚子，但不至於造成過敏。不要以爲只有魚、蝦、蛋才會過敏，水果、堅果、花生、帶殼海鮮、香料、乳製品、防腐劑、香精、油炸物、果汁、飲料、酒、食品添加物、咖啡、巧克力、麵包，都可能促發過敏。

過敏一定可找出原因？

有百分之三〇～八〇之皮膚過敏是找不到原因的。食物種類多，有些是恰好被沾上過敏原而已，並非食物本身即具過敏性。小嬰兒只吃奶粉卻也突生蕁麻疹，說不定是乳牛注射盤尼西林，而使奶水中也帶有此成份，對盤尼西林過敏的嬰兒就發生了蕁麻疹。過敏元凶非常難找，如太主觀往往會找錯對象，不但於事無補，也可能冤枉地放棄極佳的營養來源。

多數急性蕁麻疹會在短時間內自癒，或在藥物幫助下很快消褪。只要不是慢性（超過六～八周），大可不必費心去找原因。要找的話起碼要「試吃」三、五次，屢試不爽才可稍稍判定，且還要排除其它因素，並不容易。

服藥時有過敏現象，一定與藥物有關？

任何人在平常即隨時有過敏機會，生病時這種條件仍然存在。吃藥時有過敏，很可能是本就要發生，不見得一定與藥物扯上關係。如貿然判定是某藥造成，有時反而會使病人吃虧，因爲說不定不是藥物過敏而是其他原因，但病人卻此後少了一樣可用的藥物。最不該的是，隨便推論是藥物過敏，進一步遷怒到醫師，認爲「是他害的」。因爲即使眞的是藥物過敏，那也是自己體質不合，錯怪醫師是毫無道理的。

甲病人可能對A藥物過敏，乙病人對B藥過敏，每個人可能不同。如某藥對任何人都會造成過敏，則該藥就不可能上市了。告訴醫師「會過敏的藥不要開給我」而說不出藥名，說了等於是白說。

常皮膚過敏是肝不好？

從西醫觀點看，此說法是無稽之談。肝功能與發生過敏之抗原體反應是沒有關連的。除非是黃疸嚴重，否則沒有必要去考慮肝臟的問題。

嬰兒尿布疹

小嬰兒因爲整天包著尿布，有不少人因而在局部造成皮膚紅疹，一般都稱之爲尿布疹，也有人簡稱「紅屁股」，其實都是泛指和尿布接觸的地方，所產生的刺激性皮膚炎。

尿布疹有好幾種形態。最常見的一種是，因爲屁股的皮膚長期泡在水中，角質層發生糜爛，表皮受傷，而尿液裡面的尿素經過細菌（通常是由糞便而來的細菌）分解，產生了阿摩尼亞，阿摩尼亞對已表皮不完整的皮膚更造成刺激，因而有了紅斑、水泡、甚至破皮。

尿液中其他分解物除阿摩尼亞以外，也會對皮膚刺激。尿液酸鹼度如偏鹼性（很可能是經由大便酵素作用），也較易引發尿布疹。因此喝奶粉的嬰兒較易有尿布疹，此是因其糞便中會製造尿素的細菌數，要比吃母奶者爲多。

糞便中除了有細菌外，亦含有不少脂肪酶、胰蛋白酶，對皮膚也會有刺激作用。通常大便次數越多的嬰兒，越會有尿布疹的變化。常可看到腸炎的小兒，只要瀉肚子多了幾次，馬上會出現紅屁股。此種紅屁股以肛門爲中心，大約在三～四公分直徑內最嚴重。因尿液刺激的尿布疹，則不會擴大到皮膚皺摺區例如腹股溝。

尿布或尿褲中殘留的化學清潔劑、肥皀、消毒水，對皮膚也會有刺激作用。小嬰兒如穿用人造纖維做成的內褲，或包以橡膠尿褲，每天因密密緊包，皮膚不透氣，都可能使尿布疹加劇，促進尿布疹的發生。

在尿布區有兩種皮膚炎與念珠菌感染有關。念珠菌是常見於皮膚上及糞便中的一種黴菌，只要皮膚無破損就沒事。但如尿布附近皮膚產生變化，念珠菌即可趁機侵犯而感染，此時即造成一圈圈界限分明、圓狀紅色的小疱，上面會有點脫皮、脫屑現象。有時以肛門爲中心，所有小疱聯結在一起，而有一大塊紅色脫皮變化，外圍則有界線不規則的小疱圍繞。

念珠菌皮膚炎常會浸潤超過腹股溝以外，甚至到大腿上緣。有時感染到全身各處，造成全身性念珠菌皮膚炎，情況即比較嚴重。肥胖的小兒，在皮膚皺摺處或關節處，因爲流汗潮濕，肌肉又常互相摩擦刺激，加上如未洗淨及尿液刺激，在皺摺的地方可產生皮膚炎，多半也伴有念珠菌的感染，有時可見到脫屑變化。

處理尿布疹的最佳方式，是讓小屁股儘量能通風，試試是否可在一天內找個幾小時不包尿布，天氣太冷可在旁以電熱器保暖。打開尿布時，如未有排泄物，可以用油性軟白石蠟或含氧化鋅乳膏塗抹，可保護皮膚不與刺激物接觸。如果已有排泄物，則要以清水輕輕洗滌，必要時以中性肥皂洗特別髒的地方，再用柔軟乾布擦乾，並塗以水性霜劑或油膏。

若有念珠菌感染，或是尿布疹特別厲害，即要由醫師處方特別藥膏來治療。

平時應勤換尿布，保持局部乾燥。如用布尿布，在洗滌時即要注意將所有清潔劑沖洗乾淨，不要有殘留成份。即使是使用號稱吸水力超強的紙尿布，也不要太過分自信可以一個晚上都不必換，因爲說不定嬰兒越來越成長，尿的次數少了，尿量卻可能大增，皮膚整夜泡在裡面，比較有機會受到刺激，至少半夜應起床查換一次。

有些嬰兒不但有尿布疹，而且在某些容易摩擦的地方，例如生殖器突出部分，產生破皮、潰瘍、出血。此時更該請醫師治療，切忌自己亂消毒或抹一些藥膏。

小兒膿痂疹及癬子不可等閒視之

膿痂疹（台語：火若攤）及癬子（台語：生粒仔）是小朋友最常見的兩種皮膚感染。

膿痂疹長得較慢，不太會痛也少有發燒，剛開始常被忽略。一般可分為兩型，第一種是以鏈球菌侵犯為主，有時會再併生金黃葡萄球菌的感染。初可見皮膚紅斑、腫大，再突出小水泡，常來不及見到有水泡就已破了，裡面的膿會跟著流出來，局部看起來形成一圈黃黃如蜂蜜的結痂塊。第二種是因金黃葡萄球菌感染造成一個皮很薄的大水泡（半公分至三公分大），有些人可能會誤為是水痘、燙傷或曬傷，此種又叫做膿疱疹。破了後有圓圓亮亮的一圈皮，可以一次長好幾個。附近淋巴結可能會同時腫大。

這些水泡內的膿液可以隨著雙手，再傳染到他人或自己身上，在抓破皮後，從看不見的小傷口進去，形成另外一個膿痂疹。有時在身上到處都有，像星星之火的燎原，一攤一攤地散出去，所以叫做「火若攤」。

有些流鼻膿甚久的小朋友，在鼻子內或鼻出口的人中附近或雙頰，可出現一小塊一小塊的結痂塊，剝下痂塊可見其下皮膚顏色不同，這些可能也都屬於膿痂疹，原因也是細菌經由手抓引起皮膚發炎。至於細菌，可能是原來即已存在皮膚上，也可能由鼻腔內而來。

長水痘的小孩，因很癢而手抓破皮，細菌進入皮膚，也會造成像膿疱疹般的水泡，多數是葡萄球菌的感染。家長可以觀察如果水痘乾了變黑，其大小與普通水痘一般，並不擴大，則就表示已沒事。但如形成範圍較大的黃色結痂塊，或是脫了皮樣的一個大圈圈，就要懷疑是否有細菌感染，此時就要再加上一些消炎藥物來治療。

現在許多人喜歡給長水痘的小孩擦點痱子膏（粉紅色水性藥膏），來使水痘的地方不致那麼癢。不過要注意當水痘破了，最好不要再抹藥，以免有了細菌感染併發，卻因抹上一層厚厚的痱子膏看不清楚而被疏忽掉。

癤子也是因細菌侵入皮膚而形成感染。多數是衛生習慣不好、指甲髒、愛亂抓皮膚或局部皮膚抵抗力降低，結果細菌經由毛髮根部進入皮膚深處，發炎後造成皮下蓄膿，不過不會像膿痂疹那麼快就破或結痂。

長癤子的部位以頭部及四肢最多。剛開始不知不覺地在皮膚上有小隆起，慢慢變紅、變熱、變腫且有壓痛。然後從中間組織開始壞死而產生黃綠色的膿——這些膿其實也就是細菌與白血球作戰後的殘骸。

膿產生越來越多，局部皮膚也從硬緊慢慢變成薄薄的，甚至壓下去有水波動（就像爛透的水果），終於破掉而流膿出來。在破以前可能會發燒或附近淋巴結腫大，癤子也越來越脹痛。只要膿流乾淨，壓力減輕，痛就會消除。萬一局部抵抗力差，細菌無法被局限於膿疱內，而繼續向外蔓延，可能變成「蜂窩組織炎」，皮下紅腫變成瀰漫性一大片，而且會很痛，加上發燒，嚴重時可引起敗血症。

癤子可單獨生，也可好幾個一齊長。如長於臉上，位於鼻子兩側周圍及嘴角附近，叫做「危險三角地帶」，因與顱內血管相近，微血管甚多，如亂抓或擠壓癤子，白血球又未能將細菌完全包圍起來，細菌即可能侵入這些血管進入腦中，而有腦膜炎的危險。

對膿痂疹及癤子病人皆要施以抗生素治療，通常數天的口服或注射藥物，大多很快可控制病情，局部的抗生素藥膏不太有用。對膿痂疹病人的患部，應注意充分清潔，以藥皂清洗或將痂皮去除，修剪指甲，防止搔抓，並注意衣服、毛巾、被單的乾淨。長癤子病人也應作好身體清潔，局部可熱敷以促進血液循環，不要任意去擠膿，以免癤子在皮下破開，使膿隨著血液跑全身。

如癤子的膿已成熟，醫師會以切開引流方式，將膿排出並洗淨。有些傷口很難癒合，可能會拖兩三禮拜以上，應耐心治療。如癤子四周皮膚泛紅，或長於臉部三角地帶；或是病人有發燒現象，都該特別留意。

少數皮膚細菌感染病人，在發病三周後，出現臉浮腫、血尿（有時尿像可樂）、肚痛、高血壓，可能是因某些鏈球菌所促發的皮膚感染後遺症——腎絲球腎炎。其原因不是細菌侵入腎臟，而是免疫系統對這些細菌產生特異性抗體，結果經由抗原抗體免疫作用，造成腎絲球（過濾尿液的器官）的破壞。此時紅血球及對人體有用的蛋白質可通過受損的腎絲球，從尿液排出，造成血尿及蛋白尿。

可見只是小小的皮膚發炎，也不可等閒視之。平常更要教導小朋友勤剪指甲、洗手、不亂抓皮膚的習慣，以防止感染。

淺談小兒濕疹

「濕疹」是泛指一種會令人發癢、不易痊癒的皮膚炎，大多原因不明，可能與過敏體質有關，但並不是因爲「濕」才造成濕疹。

急性濕疹的皮膚潮紅、出現疹子、水泡、脫皮、有點濕濕黏黏的。變成慢性後，皮膚就比較乾燥、粗糙、有破裂或脫皮、鱗屑之變化。

小嬰兒的濕疹，出生兩三禮拜即可第一次發作，特別出現於雙頰或頭頸部，皮膚上有淡紅或紅色丘疹或斑點、腫脹及小疱，看起來有點爛爛的或有滲出物。此謂之嬰兒濕疹或異位性濕疹，可能是家族性過敏體質造成，並不是許多家長自認爲的「寒風刮到」（台語說是「ㄎㄠ風」）。

有嬰兒濕疹的小兒，長大後常變成過敏兒，估計有四分之一到二分之一會發生氣喘病及過敏性鼻炎。因此在嬰兒期有此變化者，家長應長期注意追蹤其過敏變化，並儘量避免其過敏發作。

當然也有不少嬰兒濕疹隨年齡會自然而癒，但有些人在臉頰不發生了，三、四歲後卻轉移到上肢的雙肘肘窩（即手彎曲的部位）及後膝窩，甚至四肢外側皮膚及手腳掌，嚴重者全身到處可以見到。皮膚摸起來一粒粒粗粗的，許多人常以「粗皮」兩字來形容。濕疹的地方變厚，有時有鱗屑、乾裂、滲水、結痂，並且非常癢。

小嬰兒另外有一種「脂漏性皮膚炎」，要與嬰兒濕疹作鑑別。脂漏性皮膚炎是皮脂線的毛病，不是濕疹，不過也可能與部分人的過敏或感染微生物有關。通常在嬰兒頭部、上額、臉頰可見到一塊塊黃色、厚厚的鱗片或結痂的小片，看起來像是油膩光滑的汙屑，有時在皮膚皺摺區（如腹股溝）也可見到。此病通常一歲以後就不會再發生了。

異位性濕疹、氣喘病、過敏性鼻炎這三種病，常被稱爲「過敏三部曲」。有時同一個人三種病都有，有時在嬰兒期爲濕疹，四、五歲後常發作氣喘而濕疹已好轉，青春期或成人後則常有過敏性鼻炎困擾，但氣喘發作即較少。

異位性濕疹病人的家族中，常可發現有相同的病人，而經血液檢查也可得知一種「免疫球蛋白E」，濃度特高，而白血球中的「嗜伊紅性球」比率也增加。由這些證據可以知道，異位性濕疹與家族遺傳極有關係。

不過除了過敏因子外，一些「非過敏因子」也對濕疹扮演了促進、引發、惡化的角色，比如陽光、刺激性食物、毛織品衣褲或毛毯、某些清潔劑或肥皂，特別濕熱易令人全身流汗或冷而乾的天氣，對某些人的濕疹病情有不良影響。因此除了動物性蛋白質食品如鮮奶、海產類、蛋等要避免外，一些含香料、食物添加物、防腐劑或刺激性調味料（辣椒等），都該避開少吃。

對有濕疹病人，如病情嚴重，可由醫師開具處方控制過敏及止癢，對有發炎部位，還要以抗生素藥物治療，另外可依濕疹不同變化，給予各種成份濃度力價不一的「類固醇」藥膏。在急性發炎期，應使用消毒水包敷，來保護皮膚。平時洗澡避免使用帶刺激性之肥皂，儘量減短洗澡時間或避免玩水，也不要使用過熱的水。少接觸洗衣粉、清潔劑等化學品。經常剪短指甲並多洗手，以免不經意抓破皮，讓細菌侵入皮膚。不要穿著毛織品衣物，內衣褲要易吸汗通風。

家族中有過敏病史，特別是老大已知有過敏體質，老二就該餵母乳至少六個月，可能會減少過敏之發生。因爲三、四個月內嬰兒的胃腸，對外來蛋白質較敏感，而配方奶中多含動物性蛋白質，喝下即可穿透腸膜，刺激產生免疫反應，促發濕疹，以及以後其他過敏症之產生。如在前六個月都儘量以母乳哺育，由於人奶幾乎不使嬰兒有過敏作用，等到六個月後，胃腸機能強健後，此時再喝含動物蛋白質的奶水，可能就比較不致有過敏發生了。

對濕疹病兒之照顧，必須了解產生濕疹之可能「過敏」及「非過敏」因素，而避免去接觸，另外要耐心接受醫師的治療，使用藥物來控制病情或減少過敏之發作（有些藥物可對某些人產生改善體質之作用），維持器官之正常機能，增加過敏病的痊癒機會。

屁股癢癢怎麼辦？

很多媽媽都知道小朋友如果叫屁股癢癢，就該吃殺蟲藥了。此種會令肛口癢的寄生蟲，叫做蟯蟲，因爲肉眼仔細看，像一條很細的白線，所以又叫做線蟲。

其實並非每一個肛門口發癢的小兒，就是有了蟯蟲感染。因爲肛門口是兩塊肉包圍起來的小溝，且有糞便經過，所以其皮膚也可能髒、潮濕、出汗而長念珠菌症、濕疹、過敏之變化或其他皮膚病。另外有些人可能因糞便未擦乾淨，局部造成刺激，也會有癢感。也有小朋友因便秘用力，使肛口皮膚與黏膜接處有小裂傷，不但會出血，而且經過大小便汙染，也使傷口疼痛發癢。所以對一直叫屁眼癢癢的小朋友，要先注意肛口局部的衛生，便後以溫水洗淨並擦乾，調節飲食以避免便秘。必要時局部皮膚應給予止癢或消炎藥膏。

當然在台灣，小兒抱怨肛門癢癢，最該留心的仍是蟯蟲感染。腸胃道如有蟯蟲寄生，雌蟲常在夜間從大腸爬到肛門口產卵，或與雄蟲交配，在爬進爬出時就會刺激肛口黏膜及皮膚，結果使小朋友覺得很癢。有些人會因而不能安睡、哭鬧、心神不寧。如家長能馬上以燈光照射、仔細檢查，就可能發現肛門口或陰道附近有許多白色細細的蟯蟲，就可以確定診斷。如果大便時直接排出蟲，也可肉眼診斷。

蟯蟲感染是目前國內小朋友最普遍的一種寄生蟲病。通常是因個人衛生習慣問題，例如接觸到滿佈蟲卵（肉眼看不見）的衣物、被褥、毛巾，手上有蟲卵，如果再拿東西吃，就會把蟲卵一齊吃下肚子。有了蟯蟲在腸胃道作祟，由於肛門奇癢，抓搔的結果，手指及被褥、衣服都可能沾有許多蟲卵，別人（包括大人、小孩）接觸了這些東西，就有可能將蟲卵吃下，而受到感染。

因此蟯蟲之傳染常常是全家都會有。小朋友到幼稚園或學校，也會經由手、衣物等互相接觸，傳染給別人。蟲卵進入腸胃道，約三～六周後即孵化成蟲，像縫線那麼細，長約五～十毫米。成蟲如由肛門爬出到陰道或尿道，更可以引起陰道炎、尿道炎。如抓癢抓得很厲害，也可能在肛門口抓破皮而引起局部皮膚的潰爛發炎。喜歡咬手指，或吃東西不洗手，都可能把本來在肛口之卵再吃下去，如此反覆循環感染，蟯蟲也在體內越繁殖越多。

對懷疑蟯蟲感染的小朋友，可在他入睡約一兩小時後，撐開肛門拿手電筒照射，可見到成雙成對或單獨的線狀蟯蟲爬在上面。如還是看不清楚，就改用檢查用的膠紙，睡前黏貼於肛門，或拿一條玻璃膠帶在起床前黏在小朋友肛門口，再取下膠帶粘在載玻片上送至檢驗單位以顯微鏡檢查，即可以看得更確定。

有了蟯蟲感染，就該由醫師對症下藥，全家人同一天服用，另外全家的內衣、內褲、睡衣、被單都要用熱水洗乾淨，最好煮沸十分鐘，並且徹底洗澡，馬桶座以強力消毒劑洗刷清潔，將指甲、趾甲剪短，並養成在飯前、便後一定要洗手及勤洗澡、勤換內衣褲之習慣。平常小朋友在學校不要亂接受別人給予的食物，掉在地上的東西不要撿起來吃（可能沾有掉在地面之蟲卵），吃東西前一定要以肥皀洗淨雙手，不要咬手指或亂抓屁股。

小女孩也有白帶？

——談小女孩的陰道炎與膀胱炎

所謂白帶是指由女性生殖器外流的白、黃色分泌物，一般可分爲「正常無害性」與「感染性」兩大類。女嬰或小女孩尙未有性生活或性荷爾蒙變化，似乎與白帶之發生不相干，事實上在門診卻偶可見到媽媽帶著小女病人來治療「白帶」，並且對爲何如此，大感訝異、憂心忡忡。

新生女嬰有時受母親荷爾蒙影響，偶在陰道可見到澄清透明黏液分泌物，不過幾天後即會消失，這是正常的。此外如果看到小女孩陰道有黃、綠、白色且較濃稠之分泌物，即要注意了。爲何會有這些不正常的分泌呢？大部分是陰道表皮受到了細菌、黴菌或寄生蟲的侵犯而引起發炎，產生了像膿樣的液體。有時可能是因爲陰道受到一些化學潔身劑之刺激所造成。

細菌會跑到陰道內，可能是在大便時，糞便汙染了陰道；也可能因局部發癢（流汗、濕疹、皮膚病、尿液刺激）用手去抓搔，結果手上或指甲細菌侵入陰道；也可能因夏天濕熱，又未注重局部衛生，致使黴菌伺機侵入陰道；另外有時小女孩好玩或無知，將一些小東西（銅幣、鈕扣、綿花）塞進陰道，刺激而引起發炎；肛門的蟯蟲有機會跑進陰道時，也可能造成陰道炎。

陰道炎發作時，除了有「白帶」外，有時外陰部會浮腫、發癢，如有破皮就會有痛、熱的感覺。

由於女性陰道與尿道的關口接近，皆在陰道前庭部，而前庭卻又在肛門口附近，所以肛門及糞便裡的細菌，比較容易汙染短短的尿道，再進入膀胱發炎。而男性沒有陰道，而且尿道因在陰莖裡，突出於身體，不但較長且遠離肛門，因此受汙染機會較少，膀胱炎也不多見。

如在泌尿系統有任何先天性畸形，尤其是一種叫做膀胱—輸尿管逆流的毛病（尿液會不正常地由膀胱倒流回去輸尿管），則無論男女，都可能會發生反覆性的泌尿道感染（包括膀胱炎）。

發生膀胱炎時，大的女孩會有頻尿、急尿、尿痛的病狀，即一直頻頻要小便，但每次都只尿一點點就沒了，一下子又急得要命想要再去一次，而尿的時候可能尿道附近會灼熱疼痛。有時下腹會有脹或痛的感覺。有的人半夜突然尿床。而包尿布的小寶寶，可能白天尿布較乾，半夜會濕很多次，或是煩躁吵鬧、食欲不振、甚至發燒。

有的膀胱炎小兒，尿液濁色或出血，聞起來有臭味。如尿量不多，從尿布看起來也可能會以爲有白帶。

小女孩的陰道炎與膀胱炎，除少數是泌尿道有先天性畸形或塞異物入陰道而促發外，多數可能與局部的處理或衛生有關聯。因此對小女孩要特別注意，擦屁股時養成由前面擦向後面的習慣，內褲要天天換洗且最好是棉製品以利通風，每天洗澡且不要用刺激性的香料泡沫劑，局部應洗乾淨，不要隨便亂抓下部。且平常要多喝開水，不要長時間忍尿。

排尿異常或出現「白帶」，都應帶給醫師好好診療，通常治療得宜，應很快就會痊癒。尤其膀胱炎病人，要徹底服藥，務期將細菌完全殺死，以防復發或變成慢性。對兩次以上之膀胱炎女性小病人，必須安排做泌尿道檢查（有人認爲一次感染就該作檢查），如有畸形可能要開刀矯正或長期服藥以待其自然恢復（有些膀胱輸尿管逆流在一段時間可能自己改善）。

重視小兒泌尿道感染

兒童期的許多疾病有時會影響終身。像占成人心臟病三分之一的風溼性心臟病，就是小時候感染鏈球菌咽炎的後遺症；聽力受損，可能是幼兒中耳炎未加妥善處理所致；腎臟萎縮或水腫，部分是小兒反覆性泌尿道感染的後果。因此，治療時該著重疾病對日後人生長遠健康整體的影響，而非暫時性的消除表面症狀（例如退燒）。

最近，衛生署計畫擴大兒童腎病調查及腎功能篩檢，正好讓醫師及家長有機會重新認識小兒泌尿道感染的重要性。家長如知道自己小孩的腎臟有何問題，平時就可提高警覺，一有症狀立即就醫，相信必可減緩某些腎衰竭病例的發生。

泌尿道分為上中下三段。上段是腎臟及其出口腎盂，中段是輸尿管，下端是膀胱及尿道。單是下端的感染，症狀可能較明顯易見，例如膀胱炎病人會有頻尿、尿急、血尿、尿痛、尿失禁、尿床等。上端的感染，通常都會波及整個泌尿道（上游水髒了，下游也不保），症狀多半也較嚴重。許多小兒未必有泌尿道的症狀，反而會出現一些不相干的變化，主要是發燒，此外有腰痛或敲痛、腹痛、不安、胃口差、嘔吐、腹瀉、黃疸、體重減輕、生長遲緩、腹脹、水腫、疲倦，尤其是幼兒或是慢性感染者。

小兒泌尿道感染的診斷有時十分不易，最主要症狀可能是發燒（百分之七〇～八〇以上）。小便例行檢查並非最好的依據，因爲發生呼吸道感染、脫水、外傷、化學刺激或腸胃炎時，尿液中也會出現過量的白血球（膿尿），而有五分之一的泌尿道感染病人的小便檢查卻是正常。因此最好是做尿液細菌培養來診斷，而且要注意取尿技巧及細菌數目的判讀。

七成以上泌尿道感染的元凶是大腸桿菌，因爲感染多半是由肛門附近上行汙染所造成。值得注意的是，百分之三〇～五〇病人先天即有結構或功能上的異常，才容易造成泌尿道反覆感染，其中百分之七〇～九〇患有「膀胱、輸尿管迴流」的毛病。在正常情況下，尿道中雖有細菌，但膀胱以上則應是無菌的，因爲膀胱有排菌的功能。不過，當有尿液迴流的現象（解尿時部分尿液會反其道逆流回輸尿管，解完尿後這些尿液又重新流回膀胱）時，就會造成膀胱「存貨」不斷，而失去排菌功能，導致細菌增多，在泌尿道上下繁殖，造成炎症。這種病人除應長期服藥以防止反覆感染外，必要時還須視情形加上泌尿外科協助矯正。

反覆的泌尿道感染有可能使腎臟受損，種下日後腎衰竭的遠因。因此，早期診斷並加以適當治療（最好十～十四天，以防有抗藥性或變成慢性），是很重要的事。一般人在小兒發燒、厭食時，總會想到「喉嚨發炎」，其實應該更小心鑑定除了「上面」（呼吸道）外，是否也有「下面」（泌尿道）的問題。在小男孩確定有泌尿道感染後，則該立即做腎臟檢查，看是否有任何畸形；小女孩至少也要在第二度又有感染後，安排檢查。只要發現有任何畸形，或是在篩檢後知道有問題，平時即應定期追蹤或長期服藥，以減少腎臟受損機會，說不定就可免掉以後換腎、洗腎的災難了。

胃腸

小兒添加副食品的幾個原則

眾所週知，小嬰兒在吃奶粉或母乳一段時間後，即要添加「副食品」。不過，目前有很多民間流傳的副食品添加方式，實在不太正確。下面就介紹幾個原則：

副食品的添加從第四個月大開始即可

目前較新的嬰兒營養學理論都指出，在出生三個月內的小兒，除了母乳或奶粉之外，無需任何額外的補充食品，例如果汁、開水、葡萄糖水，都是不必要的。食慾及發育正常之嬰兒，更毋須添加任何維他命，因爲在奶水中都已足夠了。

「錦上添花」的餵食方式，往往造成浪費、影響正常的胃口，更增加汙染機會。事實上，國外有些專家根本就主張六個月後才可開始添加副食品。

添加副食品之目的，在於作「斷奶」之準備，並供給較多不同的營養來源

在出生六個月內，由於種種條件限制，小嬰兒只能適應母乳或已經「母乳化」的配方奶粉（不是眞正的牛奶）。隨著年齡的增加，這些嬰兒期「唯一」的食品，慢慢趕不上生長的需求（特別是鐵質、蛋白質、維生素方面），因此才有必要開始添加副食品來補充奶水之不足。而副食品從四～六個月大開始，份量由少而多，種類由簡而繁，逐次增加。到了周歲後，即可漸成爲「正食品」，奶粉或牛奶反而變爲「副食品」，當然母奶必須完全停止。

「斷奶」有許多意義，包括從母奶變爲嬰兒奶粉或牛奶；從液體食物變成半固體食品；從奶瓶變成杯子或盤子、碗碟餵食；從吸吮變成咀嚼呑嚥或就嘴喝下；從單一奶水變成各式各樣食物；從配方奶粉改爲成人吃的全脂奶粉或一般牛奶等，並非只是「斷了母奶（或牛奶）」而已。

餵副食品，除了滿足口慾、飽慾之外，還要讓小嬰兒慢慢學習兒童及大人的飲食習慣方式，並適應各種不同的食物。因此，必須要在半年內，讓小寶寶懂得咬嚼呑嚥並嚐試各種食品，以免

將來有偏食習慣。

很多人把麥粉泡在奶瓶中與奶水一起吃，就是一種錯誤的方法。麥粉（或米粉）固然是副食品的首選，但如放在奶瓶中，一來無法讓小寶寶練習咬嚼，二來量太少，無法變換花樣（例如可添加奶水、肉湯、蛋黃一齊吃），三來無法在一段時間後使小寶寶戒除吸吮的飲食習慣。

果汁也是一樣，盡量要用杯子或湯匙練習餵食，不要放入奶瓶中。其實一段時間後，應該多練習吃果泥或果肉，不要一味以奶瓶吸吮。

每一年齡層副食品所占熱量比例不同

在出生三個月內，嬰兒每天所需熱量百分之百該由母奶或奶粉供應，喝奶次數由一個月時的每天七次，到三個月可減為五～六次（但每次奶量可增加）。

到了四～六個月時，奶水之營養變成全日熱量的百分之八○～九○，剩下之百分之一○～二○可開始由副食品來取代，部分的母奶更可改為奶粉，使母親可以分身。

從七個月開始，奶水之熱量再減為全日營養的百分之五○～七○。過了周歲，則奶水只占熱量之百分之二○～三○，每天只要兩次奶水（每次二五○ＣＣ），其他都必須由固體或半固體食物供給。

母奶之餵食，原則上必須從三個月之每日六次，減少爲八、九個月時之每日四次，到周歲前變成每日一次，過了周歲則必須完全不吃母奶（但要吃兩次牛奶）。

由此可知，奶水從第七個月開始，份量就要漸次減少，各式副食品則要漸次增加。故過了周歲，奶水不要超過三次，且不再用奶瓶，如每天還是緊抱奶瓶吃五、六次奶，或是仍把麥粉（或米粉）加在奶瓶中讓小寶寶吮吸，都是不正確的方法。

每一階段之副食品添加原則

㈠三個月內：如前所述，不必任何補充食品，奶水一種已足夠各種需求，喝開水、葡萄糖水、果汁都是畫蛇添足。

㈡四～六個月：最適當的食物有果汁、菜湯、米麥糊，而且最好配合每個嬰兒之神經肌肉反射發育，開始使用湯匙練習餵食。

如怕小寶寶對食物過敏，可選擇米粉，不要馬上用麥粉，因爲前者是單一穀類，後者成份較複雜。目前市售之米、麥粉，不但方便沖調，且都已添入適量之鐵劑或維他命，比大費周章用米去磨碎成之粉狀「米麩」要來得營養且快速簡單。米、麥粉可用開水或奶水直接泡成糊狀（先以一匙開始），慢慢餵食。最好選在小寶寶肚子餓時才吃。

另一簡便方法，即是先泡好奶，然後把一匙米粉放在乾淨碗中，加入適量已泡好之奶水攪成糊狀，先讓小寶寶吃吃看，米糊吃完可再把剩下之奶水以奶瓶餵食。如喜歡吃或很順利，則過兩天可增加米粉量，仍以泡好之奶水沖調，一段時間後吃到一小碗米糊時，就可減少一次的奶瓶餵食。一般嬰兒每天可吃米（麥）粉三〇～五〇公克，三匙之米、麥粉如再配合奶粉，即可補充七毫克之鐵劑。

米、麥粉可說是小兒最佳之第一個副食品。

果汁可以新鮮、應時、多汁之水果，如橘子、柳丁、番茄、西瓜、水梨等，以乾淨方式搾汁後加入等量開水即可餵食。菜汁可選新鮮綠葉蔬菜，去莖切碎後放入沸水煮熟，俟冷即可用湯匙餵食。果汁或菜汁每天給五～一〇CC左右。

㈢七～九個月：果汁、菜汁每天可增加到三〇CC，米、麥糊可吃到八〇公克。此外，可用湯匙挖出香蕉、蘋果、木瓜等果肉成泥狀（果泥），把蔬菜煮爛取出壓碎（菜泥），取出煮熟之蛋黃加水調成糊狀（蛋黃泥）來餵小寶寶，肝泥（刮下泥狀再蒸熟）、馬鈴薯泥（煮熟壓成泥狀）也可配合吃。

原則上，果泥、菜泥每日約三〇公克，肝泥可吃到五〇公克左右。肉類（裡脊肉刮成肉泥再煮熟）、肉鬆、魚鬆、魚肉、豆腐、豆漿可隨方便及嬰兒喜好，逐漸給予。蛋黃可從四分之一個吃起，增加到每天兩次，有時也可混在米、麥糊中一起吃，全蛋要十個月後才可吃。稀飯、麵條、麵線、麵包吐司、饅頭都可適量開始練習吃，亦可數種混著吃，例如碎菜肉稀飯。

㈣十～十二個月：除原來吃的食物應增量外，可開始吃乾飯、全蛋（用蒸的最好），蔬菜亦可剁碎後食用。

另外有幾點要注意的是：

㈠添加食物要由少量開始：剛開始吃新的副食品時須從少量試起，無任何不適再漸漸加量，且每次只單獨選擇一種吃，適應後再吃另一種。如很順利時，則可混合吃，或以各類食物輪流餵食。

不要因爲任何小理由而放棄嚐試副食品，例如大便稍微稀一點並無關係，沒有必要一點稀便即大爲緊張。

㈡水果要選果皮容易處理，且農業汙染及病原感染機會少者。

㈢蛋、魚、肉、肝要新鮮且煮熟，注意清潔。

㈣對食器消毒及食物之保存要多加小心，準備食物時要勤洗手。

㈤儘量以天然食物爲主，少加調味料，以免造成過早拒吃原來之奶水或偏食，甚至造成成人後之病痛潛因。

㈥如眞的沒有時間調製副食品，可使用罐裝嬰兒食品，但要注意保存時效。成人之罐頭食品口味太重，不可給嬰兒吃。菠菜、甜菜、蘿蔔含多量硝酸鹽，也不適合一歲內嬰兒。

㈦六個月後副食品吃得很好者，原有嬰兒奶粉可不必馬上改爲所謂高蛋白（較大嬰兒）奶粉，吃母奶之嬰兒必須注意蛋白質（肉、蛋）之補充。全脂奶（即一般牛奶）至少要周歲才可開始吃。其實較大嬰兒奶粉可吃到三歲左右。過了周歲由於營養來源有多種，吃奶主要是補充鈣質及一些維生素，並非熱量之重要來源，吃什麼奶已無關緊要。

㈧最好先請教醫護人員才開始添加副食品，婆婆、媽媽、親友同事、雜貨店老闆之意見不一定正確。

「止瀉奶粉」並不止瀉

幼兒的腹瀉，有許多是因爲食物或食具受到了濾過性病毒或細菌汙染所致，並非吃了什麼「特定」的東西。這種病毒性腸炎，有一定的病程時間，沒有什麼特效藥可用，通常在一星期左右，大部分都可自然恢復。

在發病期間，除了帶病兒給醫師診治外，最主要是留意病兒有無脫水或體內電解質產生不平衡的變化。不少人給小寶寶改喝俗稱的「止瀉奶粉」，希望能幫助快點止瀉。在喝了這種奶後，如未馬上止瀉，有的家長會大失所望，認爲沒有效果，又改回原來喝的奶。

事實上所謂「止瀉奶粉」並不是用來止瀉的，它亦不具有止瀉作用。在正常狀況下，無論是牛奶或普通的嬰兒配方奶粉，主要的碳水化合物都是「乳糖」，熱量比例占了全部奶水的一半不到。乳糖在腸道吸收，必須依賴一種叫做「乳糖酵素」（又謂乳醣酶）的先行分解。有些人先天因腸道缺乏此種酵素，所以不適合喝牛奶，一喝就拉，就是此道理。

當小腸發炎而腸膜受破壞後，腸道表皮細胞即暫時不能分泌各種消化酵素，其中最早出現匱乏現象的，就是乳糖酵素。一個小嬰兒本來有充分的乳糖酵素，對各種配方奶粉吸收都沒有問題，現在因腸炎而暫時缺乏乳糖酵素，由於無法吸收奶水中的乳糖，拉肚子也就更加厲害了，只要腸膜未恢復，即使腸炎好了，拉肚子還是不會痊癒。

小腸黏膜平時對一些較大的蛋白質有抗拒作用，可以保護不致產生許多過敏反應。在腸膜受破壞後，因爲奶水中的抗原（較大的蛋白質）超量進入腸黏膜，而免疫球蛋白因腸炎而缺乏，結果使腸膜對這些外來蛋白質造成過敏現象，不但不能吸收奶水中的蛋白質成分，對腸膜也形成更大的破壞，惡性循環的結果，更多有害的蛋白質及病菌更容易進入腸膜，使腹瀉越來越嚴重，急性腸炎雖結束，卻變成慢性腹瀉。

爲了避免乳糖及動物性蛋白質繼續進入腸道，小兒在腹瀉時，往往要暫時停餵奶水（包括嬰兒奶粉或牛奶）。對症狀較輕的病兒，沖淡一半奶水以減輕腸道負擔，可能一時有幫助，但如一兩天後仍未見改善，以奶爲主食的幼兒，營養狀況可能就會受到奶水稀釋的不良影響。因此不含乳糖而以其他醣類來代替的另一種配方奶粉，即所謂止瀉奶粉，就可以拿來當作營養的來源，亦即改選另一種不同配方代替原有配方。

此種拉肚子使用的配方奶，不但不含乳糖，而且蛋白質也有了改變。有的是以植物性豆蛋白爲主（所以有人謂之「豆奶」）；有的雖然仍是牛奶（動物性）蛋白質，但已把其中會引起過敏的成份去掉；有的乾脆把牛奶蛋白以水解方式「切」成能直接吸收的成份，不必在體內經代謝作用即可使用，較適合餵一些已經變成慢性腸炎而消化機能非常差、營養也很糟的幼兒。

使用這類奶粉，可以防止腸炎幼兒的腸道再受更多的刺激或傷害，待其自然恢復。因此它的作用並不是直接止瀉，只是在腹瀉期間代用的特殊配方奶而已，叫它止瀉奶粉，並不是正確名稱。

由於六個月內嬰兒，奶水是很重要的營養熱量來源，在很難以其他食品代替的狀況下，此種特殊配方奶粉，就變得很重要了。更大的病兒，例如一兩歲以上，因爲幾天不喝奶也無所謂，可改吃稀飯或較不含油的其他食物，此時就不一定要喝這種「去乳糖」、「低過敏」的奶粉了，除非嬰兒吵著要喝奶。

少數先天就對牛奶成份或乳糖過敏幼兒，往往在新生兒期就必須開始吃這類特殊配方奶。因爲在營養上與其他配方奶並無差異，因此長期吃亦無關係，美國即有百分之二〇嬰兒在一歲內是完全吃這類奶水的。

腸炎幼兒在開始吃「止瀉」奶粉時，要全部立即以此種奶水來代替原來的奶粉，而不可摻著吃。在一段時間（約兩周），腸炎已經改善後，可以慢慢一匙匙地換回原來吃的奶粉，一邊觀察拉肚子是否因換回原來的奶又復發。如果改回普通配方奶粉就惡化，就必須繼續再吃「止瀉」奶粉，有的人可能連著好幾個月都要吃這種奶粉。

少數幼兒吃了豆蛋白配方奶，腸炎不但在兩三天內沒有改善，反而拉得越來越厲害，有可能是腸炎正達高峰期，也很可能是對植物性蛋白質也產生過敏現象，後者可考慮使用含酪蛋白或將蛋白質進一步水解過的其他配方奶粉。當然，這種配方價錢更貴。不要在吃「止瀉」奶粉仍繼續拉肚子後，認爲此奶粉沒有效果，又再改吃原來的普通配方奶。應該要由醫師小心評估是何種狀況，是否要繼續吃，或再改另一種配方，千萬不要自行在市面上的奶粉廠牌挑來挑去，換了好幾種牌。因爲問題是在於哪一種配方適合，而不是哪一種廠牌適合。

拉肚子時，可以吃什麼？

每年夏天，都可發現不少沙門菌腸炎的小兒病例。此種腸炎雖由細菌造成，但多數病人仍不須接受抗生素治療。因爲即使用了也很難殺死細菌，有時不但不能縮短病程，反而可能使細菌的排泄時間延長，增加帶菌時間，況且，細菌培養有了結果，腹瀉也多半痊癒了。

細菌性腸炎之主要變化是在大腸，由於大腸並非分泌乳糖酵素之主要部位，所以確定是沙門菌感染，病兒並不至於發生乳糖酵素缺乏問題，也就是說不必立即更換平常喝的奶粉。只要把奶水暫時沖淡一點，減少腸道的滲透壓，讓水分不致流失過多。另外，多注意水分及電解質平衡，幾天內大多可自然恢復。

由病毒造成的腸炎，往往在入冬後流行。發作部位主要在小腸，小腸是分泌乳糖酵素的地方，因此在流行期，且確定爲病毒性腸炎時，病兒可以立即改吃不含乳糖的配方奶粉，如此腸道痊癒可能會較快些。

對年齡稍大，已不須以奶爲主食的小兒，可以暫停喝奶兩三天。另一方面飲食以清淡爲主，少吃油膩、太甜的食物或飲料。因爲含油較多的食物，通常會使腸蠕動增加，太甜的食品也容易增加腹瀉次數。

幼兒在禁食過久或只喝米湯後，長期可能會造成營養不良。在初期補充水分及電解質後，較大的病兒可能吃稀飯、麥粉，佐以不油膩的素菜，另外也可配點比較沒有油的瘦肉、肉鬆、魚肉或蛋，作爲蛋白質來源。

水果可以照吃，但不要選太甜的。習慣上國人常會選芭樂、蘋果，其實香蕉（含有某種可收斂止瀉成份）也可以。

無論喝水或飲食，最好多量少餐，亦即每次吃飽一點，因爲比較不餓，隔久一些再吃下一餐。因爲每次吃東西都可能刺激腸蠕動而導致腹瀉，因此減少吃的次數，也可能減少腹瀉的次數。

無法分辨是細菌或病毒性腸炎，則不必急著換奶粉，在三、五天後如一直未改善，則可考慮改吃腹瀉特殊配方奶粉。

另外，很多父母只要幼兒一拉肚子，就給小孩喝運動飲料。事實上嚴重腸炎時，並不能光靠運動飲料補充電解質。因為對腸炎小兒而言，運動飲料中的電解質並不夠，有時反而因糖分高，使腹瀉更加劇。最好是在醫師指導下，服用醫療用之合格電解質口服液。當然，輕微腹瀉，喝點運動飲料，並無大礙。

小寶寶腸胃炎的居家護理

為什麼一到冷天，小兒腸胃炎就特別多呢？

此種腸胃炎，實際上發炎的部位是在小腸腸膜，胃部很少波及。其病原體主要是一種十年前才被鑑定出來的濾過性病毒——輪狀病毒，因其外形似車輪而定名。

這種病毒可存在於腸道或糞便中，一年四季都會使人致病。但低溫時更適合生存，也特別活躍。

輪狀病毒平常就是幼兒腸炎致病的主要禍首，只是在冷天的流行程度會更廣。經由人與人的接觸或空氣散布，傳染速度更快，特別容易侵犯三～五歲以下的幼童，造成類似感冒的症狀，進而有嘔吐、發燒、腹瀉現象，嚴重者更會脫水、體內電解質不平衡，甚至休克、酸中毒而死亡。

這種腸炎應該有什麼特效藥或止瀉藥可以用吧？

老實說，沒有。對於濾過性病毒所造成的疾病，絕大多數沒有特效藥可用；此種腸炎也一樣。

醫師所開的藥方，不外乎一些整腸收歛劑、抑制腸蠕動或分泌的藥物。而這些一般所謂的「止瀉劑」，很可能大部分毫無作用，只是「意思、意思」而已；其他任何消炎藥、抗生素也都起不了效果，最重要的還是得靠病程過去及身體的自然恢復力。一般而言，輕者三、五天，重者十天後大約都可慢慢改善。

照這樣說，這種拉肚子根本不必看醫師囉？

也不見得。一般人可能不太會分辨是不是這類腸胃炎，或其他感染如流行感冒、氣管炎。而某些腸炎是由細菌所造成的，爲了預防敗血症，可能須要用點抗生素。所以看的目的還是作正確的診斷。

其次，醫師可以察言觀色，看看病兒是否有脫水、各種電解質的變化或營養不良。有些併發症初期並不明顯，甚至在早期看起來可能都一樣。

另外，醫師可以在腸炎的各種階段，指導家長如何調配飲食、補充水分、改換奶粉，或在必要時給予點滴注射，甚至介紹轉診到醫院作更進一步的治療。

畢竟，醫師還是要比你自己或是家中長輩、藥房老闆懂得多。自作聰明是很不智的。

對剛開始嘔吐不止的小朋友，應該怎麼處理呢？

嘔吐是相當討厭又麻煩的事，比拉肚子更不容易處理。很多人常覺得病兒可憐或口渴，在吐完後馬上又給予開水或食物，結果本已不吐的，又開始第二波的嘔吐。與其一再抱怨「他一吃就吐」，何不暫時禁食呢？

暫時禁食是指什麼都不吃，包括藥物、開水、牛奶、其他食品。在禁食幾小時後，很多人的嘔吐感都會慢慢消失，除非另外有發燒或咳嗽得很厲害。

禁食當中，如小朋友吵著要喝水，可以拿一些碎冰塊讓他含在口中，以慢慢融化的方式讓水分進入體內，如此就可暫時解渴。另外也可以拿一些硬糖如白脫糖、水果糖、棒棒糖、冰糖甚至梅干、口香糖讓他以舐食方式，不立即進入胃部，每一顆可以吃很久。如此不但可解饞，也可補充一些糖分。

如嘔吐不太厲害，也可以讓其飲一小口果汁，含在口中，盡量久一點才吞下去。

不要輕易相信止吐藥或止吐針，因爲效果通常都不理想，有時用多了，反而有嚴重的副作用。

小寶寶拉肚子時，是不是應該先禁食廿四小時，讓髒東西拉乾淨，才會恢復得比較快？

從前治療小兒腹瀉時，確實很多人採取這個方法。近年的研究發現，讓病兒餓肚子並不是好措施，相反地可能會造成嚴重的脫水與營養失調、體重減輕或低血糖症。

在小寶寶腹瀉及嘔吐、發燒時，大量的水分由糞便、嘔吐物、汗液排出去，同時也損失鈉、鉀等離子，而引起新陳代謝的種種變化。如光是爲了止瀉而不進食或補充，有時是很危險的。

必要時注射點滴輸液不失爲一種好辦法。但是打點滴在方便、安全、價格、時間、人力上，並不是很理想，也非隨時可及。近十年來，醫界已研究發展出一種「葡萄糖電解質口服液」，將各成分按生理需要做成簡便可喝的溶液或粉末（加水即溶），腹瀉時即可開始使用。

此種以口服補充，以預防脱水及生理變化的方法，據許多實驗研究，已經證實效果不下於點滴。所以近年在治療腹瀉時，此種口服液已成爲不可或缺的處方。過去在非洲、孟加拉、印度的霍亂流行時，此種口服液在許多偏遠地區都發揮了極大的功用，救活了不少嬰兒生命。

在先進國家，醫師對拉肚子小孩的標準治療，皆是先給予口服液補充，除非特殊病例（如某些細菌性腸炎），否則皆不給予任何藥物或消炎藥，唯一的處方就是口服液。

口服液是否就是許多人在喝的運動飲料？

世界衛生組織所設計的口服液，主要成份爲每一千西西含有九十單位的鈉、二十單位的鉀、八十單位的氯以及三十單位的重碳酸鹽（所謂單位是指mEq而言），其特點是鈉離子特高，並含有一百一十毫摩爾的葡萄糖。但美國許多醫師認爲鈉離子不應該配太高，以免造成高鈉血症，尤其是幼兒，以五十左右最適當。

運動飲料是以葡萄糖、果糖、蔗糖加上電解質（主要有鈉、鉀、鎂、鋁、鈣）所做成，本來是運動員用來補充流失的水分及電解質，現在也常被拿來給拉肚子小孩吃，雖然並無不可，但其內容成分總不如醫用電解質口服液那麼合乎理想，因爲鈉、鉀、氯都偏低，檸檬酸鹽也不夠，有些糖分卻太高。

飲料如含糖太高、太甜，由於滲透壓的作用，可能會使拉肚子更形厲害，所以醫用的「電解質口服液」葡萄糖含量不能太高，大約百分之二～三左右，頂多不超過百分之五。運動飲料有價廉、方便取用的好處，但對幼兒而言，還是由醫師配方的「口服液」比較恰當。

目前市面上的「葡萄糖電解質口服液」有好幾種，成份也有差異。有的是已泡好的溶液，有的是粉末可即溶的包裝。如果要自己沖調簡便的口服液，可以用十公克糖、一公克鹽，加兩百五十西西開水，另外再喝一點橘子汁（含豐富的鉀離子）。還有一個方法是一千西西水加一匙鹽（三·五公克）、八匙葡萄糖、四分之三匙蘇打粉。

一般在腹瀉後八～十二小時，先禁食奶粉或牛奶，依小孩狀況給予口服液（依體重或想喝即喝）。如腹瀉已明顯改善，即可開始飲用半奶（濃度沖稀一半）或特殊性奶粉（豆奶）、米湯、麥粉等等。

怎樣看一個小孩有脫水或代謝之變化？

在嘔吐或腹瀉後，從吐出或拉出的量可以大約估計損失多少水分，並告訴醫師。如果一個嬰兒的頭頂前囪門凹陷、皮膚失去光澤且無彈性、尿量減少、口腔黏膜乾燥、淚水少、兩眼塌下、高燒不退、嘴唇乾裂、哭鬧不安、呼吸快速、全身軟弱無力，都可以猜測可能有脫水或鈉、鉀流失。

以「口服液」補充一段時間，如症狀沒有改善胃口仍差，就需進一步以點滴注射來補充了。

得腸炎時，醫師介紹我們改用一種「止瀉奶粉」，可是吃了幾次，仍然一直拉肚子，就不敢再吃了。為什麼用了「止瀉」奶粉，還是無法止瀉呢？

腸子發炎後，黏膜層受到破壞，一些酵素（主要是可消化乳糖的「乳醣」、消化果糖的「果糖」等等），暫時無法分泌，這時如再喝下牛奶或普通嬰兒奶粉，由於奶中都含有乳糖，無法吸收的結果，腹瀉會越形厲害，再加上免疫球蛋白A的缺乏，使得奶中的抗原大量進入腸膜，造成腸膜對奶中的蛋白質也發生過敏。因此對乳糖的不耐性加上對蛋白質的過敏，腸子會受到更進一步的破壞，惡性循環導致腹瀉更不容易痊癒。這就是為什麼腸炎時要暫停吃奶粉或牛奶的理由。

腹瀉時把奶沖稀，就是為了減少奶對腸膜的刺激。也有人改用米湯來餵小寶寶，但此方法對四個月內小兒並不合適。對以奶為主食的小嬰兒而言，一直持續數天以沖淡奶或米湯餵食，可能會形成營養不良，因此必須以另一種方法來取代。

所謂「止瀉奶粉」或「醫瀉奶粉」，就是配合這種小寶寶的需要，所發展出來的食品。我們知道，「碳水化合物」、「蛋白質」、「脂肪」三項是構成食物主要成份，也是奶中的三要素。普通奶粉的碳水化合物即是「乳糖」，止瀉奶粉卻以麥芽糖糊精或蔗糖等等來代替乳糖。而原來動物性蛋白質也換成了植物性（即所謂豆奶），或不具過敏原的酪蛋白。

此種奶粉由於對已受傷的腸膜刺激較少，不但可避免再破壞，靜待其恢復，同時也可供給足夠營養——過去有人報告，雖然長期食用（多於六個月），仍然不會有什麼大問題發生。打個比方，吃這種奶就好像是「吃素」一樣，「質」可能差一點，但「量」多的話仍相當有營養。而原來的奶粉或牛奶是「吃葷」。多數病兒「吃素」幾天後，拉肚子的情形多半可以改善。

因此，這種奶粉並不是「藥」。腸炎要恢復，還是要經過一定病程，並不是用「止瀉」奶粉來止瀉。以爲吃了它就該停止拉肚子，眞是錯認它的功能與原理了。吃此種奶粉，開始可沖淡一些，但原來奶粉就不能再吃了。沖泡三、四次以後，應慢慢增加到原來規定的濃度。如此再繼續吃兩三禮拜，視情形（有的要用到三個月），就可慢慢小心地改換回原來吃的一般嬰兒奶粉了。

幫寶寶「戒」掉奶瓶吧！

門診常可看到一歲多，甚至兩、三歲以上的小兒，看病時，仍然隨身攜帶奶瓶。一問之下，不少幼兒在滿周歲後，照舊每天要喝上四次牛奶。而離不開奶瓶，早晚以奶瓶吸奶，入睡的小兒，更是普遍。

說來奇怪，奶瓶只不過是母乳的代用品而已。過去在餵母乳盛行的時代，小寶寶在周歲左右，都會在母親的堅持下，以各種方法（如奶頭擦紅辣椒）來斷奶，如一、兩歲還依偎在母親懷中吃奶，準會引起旁人訕笑。現在很多幼兒到了三歲，還抱著奶瓶，家長也不以爲忤。以生理心理學觀點來看，其實這與三歲還吃母奶沒有兩樣。周歲要斷奶，主要是讓小寶寶早日養成咬嚼，呑食各種餐桌食物的習慣。因爲隨著年齡發育，奶水已不重要，也不夠成長需求。如一味以奶水爲主食，很可能影響營養來源，無法適應各項食物，而造成偏食習慣。

牛奶固然營養不錯，畢竟大部分是水份（百分之八十五），不能當作周歲後的主食，這時候每天喝奶的次數，應是每日二次、頂多三次即可，而且也從主食地位降爲副食品，三餐的飯菜肉蛋才是主食。許多幼兒周歲後偏好喝奶，並非他喜歡喝，只是擺脫不了心理的依賴，滿足吸吮的口慾而已。由於抱著奶瓶吸就能滿足，加上大人偷懶（準備食品及耐心地餵小孩吃，都是麻煩的事），於是小兒斷不了奶了！值得注意的是，大半家長在小兒周歲後，不明就裡地跟著別人把嬰兒奶粉更換爲全脂奶，由於全脂奶並未像嬰兒奶粉那樣另外添加許多維生素，因此光喝奶而少吃其他固體食物，不但蛋白質來源不足，連鐵劑或維生素都可能缺乏。另外，也可能因殘渣少而減低腸蠕動，造成便秘。

出生六個月至一歲間，是練習吃固體食物，或練習以湯匙餵食，以作斷奶準備的重要時機。很可惜的是，台灣有兩種方便的食品，被放入奶瓶中吸食，一是麥（米）粉，一是果汁。麥粉原是一般西洋小兒的首選斷奶穀品，相當於我國的稀飯（只是更爲方便，也另外添加許多維生素）。奇怪的是，如果中式稀飯出口到國外，讓他們放入奶瓶吸食，一定會讓我們笑話。如今國外本是調成粥狀放在盤中，以湯匙餵食的麥粉，進口國內後，大家都拿來泡在奶瓶中，與奶水一同吸食，卻沒有人感到不對勁。此種錯誤，一方面歸因於國內小兒營養學家未能好好教導民衆，另一方面是販賣麥粉的公司爲了銷路問題沒有在使用說明中詳細指示：「麥粉不應放在奶瓶的奶水中」，而應放在小碗或碟，與奶水調成糊狀拿湯匙來餵食。不少小兒在此重要關鍵時刻，繼續吸食混合麥粉與奶水的「奶麥水」，事實上已喪失了以吃麥糊及其他食品來練習咀嚼的機會，也可能種下將來偏食、長期抱奶瓶，形成營養不良的遠因。

不要以為喝牛奶就沒有斷奶的問題。家長應了解：周歲後，牛奶只是一種輔助營養的食品，在整個熱量來源中，只占八分之一，因此在六個月至周歲間，就該好好做斷奶的準備，隨年齡逐漸增長，應減少餵奶次數及對奶瓶的依賴性，增加固體食品的用量，並且最好在一歲半以前，收起奶瓶，以杯子來喝牛奶及果汁。

育嬰常見的不正確觀念

高醫牙科調查發現，幼稚園兒童蛀牙率高達百分之八三・一九，三歲幼兒蛀牙率爲百分之六六・六七，其中有不少小朋友在一歲時就開始蛀牙。牙醫師建議，一歲半以後不要再以奶瓶喝奶，以免形成奶瓶性蛀牙。

個人觀察，在一歲半已丟棄奶瓶而以杯子喝奶的嬰兒，可說絕無僅有。甚至，滿三周歲了，以奶瓶喝奶、果汁或開水的情形，仍是非常普遍。家長們似乎很少有人覺得這樣做有什麼不對，而且也振振有詞：「不用奶瓶吸奶的話，他會睡不著！」此種將奶瓶之使用無限期延後的錯誤育兒方式，不但製造了衆多蛀牙兒童，也影響了小兒齒列整齊、嘴形發育，更產生不少偏食，因蛋白質不足而羸瘦，因鐵劑不足而貧血或因飲食太精緻而常常便秘腹痛的小兒。事實上這十幾年配方奶粉漸成爲絕大多數嬰幼兒主食後，家長在育兒方面有太多錯誤的觀念，對我們下一代的健康，製造不少隱憂。以下列舉媽媽們常有的不正確觀念，供大眾參考：

誤以為自己奶水不足

據報導我國產婦以母乳哺育嬰兒之比率，在世界各國中是敬陪末座的。媽媽們不肯餵母乳的其中一個常見理由是：「我奶水不足！」許多醫師都很納悶，為什麼現代人的營養飲食條件比幾十年前的人要來得好，奶水卻反而不足？說穿了極有可能只是產婦自己餵母乳的意願不夠；不但在懷孕期不曾好好與醫師討論母乳有何好處，也沒有充分的心理準備或生理上的種種練習（如產前之乳房護理），更重要的是由於整個社會缺乏餵母乳的風氣，有餵母乳經驗的人越來越少，在沒有人鼓勵、指導、支持的情況下，有時勉強餵了幾次母乳，就真的奶水不足了。

理論上每個產婦都有能力產生足夠的奶水，關鍵可能在於信心夠不夠。事實上母乳的製造與嬰兒吸吮之刺激是成正比的，也就是越吸則奶水分泌會越多，反之越不吸也就越來越少了。大多數自認奶水不足的產婦，其實都小看了自己的天賦。

誤以為嬰兒喝的是牛奶

不喝母乳的小嬰兒，改用奶瓶人工餵食的奶，其實叫做嬰兒「配方奶粉」，但大多數人都習慣地說是「牛奶」，有時連醫護人員也會錯誤地問及：「你小寶寶是喝母奶還是牛奶？」小嬰兒所喝的奶粉，是以牛奶爲基礎，將其中成份增增減減，以期能接近母乳的成份，所做出來的等於像是醫師給予的配方一樣，跟牛奶已不大相同了。有一些爲過敏或腸炎小兒所設計之低過敏奶或豆蛋白奶粉，也是配方奶的一種。在某一情況下，從普通一般嬰兒奶粉換成較特殊的奶粉，只不過是由一種配方改爲另外一種配方而已，兩者的營養相差不多。

誤以為大便不好是廠牌不合

台灣市售嬰兒奶粉種類繁多，令人眼花撩亂，也因此家長選擇奶粉有相當大的餘地，不像美加地區只有寥寥三種廠牌，沒得選擇。由於新生兒腸胃機能不成熟或是家長未重視餵奶泡奶之衛生條件，嬰兒大便「不漂亮」是常見的事，此時多數人都會歸咎於「牛奶廠牌不合」，因此常會在別人指導下，換了一牌又一牌。其實因廠牌「不合」而腹瀉之嬰兒可說相當罕有。每種廠牌成份大同小異，健康的嬰兒應該對每種牌都適合，否則豈不危險？因爲那麼多廠牌（廿多種），你怎知道哪一牌恰好是適合你的小寶寶呢？

誤以為四～六個月大一定要換奶

在美國是沒有所謂「較大嬰兒奶粉」的，一般家庭都是以同一種嬰兒奶粉從出生餵到周歲，並沒有中途更換的。由於台灣社會太重視喝奶，才有較大嬰兒奶之上市，以幫助那些不願或不肯以固體食物來增加蛋白質的嬰兒，多一點蛋白質來源。較大嬰兒奶將蛋白質熱量比例增加，卻減少了脂肪的比例。其實四～六個月以後的嬰兒，最重要的是嘗試副食品（固體或半固體食物），而非換奶。許多媽媽在時間一到，就像怕受處罰一般，忙不迭爲嬰兒換奶，卻疏忽了副食品的增加或減少餵奶次數，可以說有點本末倒置。事實上如果副食品開始吃而且很順利，不換奶也無所謂。

誤以為麥粉是放在奶瓶中吸食

由於麥粉製造商並未詳細說明用法，多數家長是把麥粉沖在奶瓶裡與奶水一起吃，有的減少奶粉匙數，有的並未減少。麥粉加在奶瓶因較粘稠不好吸食，可能要把奶嘴孔加大，如此一來便有吸入性肺炎之危險。實際上麥粉是要當作「粥」來用湯匙餵食的，其目的是爲了改變飲食習慣，以便斷奶。如果將麥粉一直都以吸食方式，則永遠也改不了用奶瓶習慣。麥粉放在碗裡，可調以開水、奶水、果汁、肉湯或蛋黃，花樣非常多，何苦放在奶瓶中那麼偷懶讓小兒自己吸吮呢？

誤以為使用奶瓶與斷奶無關

自從以母乳哺育嬰兒之人口漸稀後，斷奶此一名詞也慢慢從我們社會中消失了。事實上以奶瓶餵食的嬰兒仍是須要斷奶的過程；斷奶並非把奶斷掉，而是到了接近周歲，餵奶次數要越來越少，過了周歲每天餵兩次奶即夠，且至少一歲半以前改用杯子喝奶或果汁開水。餵奶減少，相對以湯匙、碗來餵食的食品就越來越多。

回奶與嘔吐

許多小嬰兒在喝奶中、喝奶後、或在媽媽為他排氣打嗝時，會從嘴巴突然溢出一些奶水。由於鼻後腔與口咽相通，有時奶水也會從鼻孔跑出來。

如果溢出的奶量在三、四〇ＣＣ以下，且不是連續一直嘔出來，精神沒什麼異狀，可以叫作「回奶」，回奶是嬰兒很普遍的一種現象，幸好對身體不致有太大影響。但如胃內的奶或食物一下子全部吐出來，量多且臉色蒼白、全身不舒服，反覆、間歇性地同樣情形，就叫作「嘔吐」。嘔吐大多代表身體有毛病，例如胃腸道本身的疾病，或是身體其他器官感染。

新生兒出生頭幾天，似乎特別容易回奶，有人認為是胎兒期吃進一些羊水或血液或胎便，刺激了胃部所致。不過最重要的原因是賁門（位於食道下端與胃的關口）收縮功能不太健全，吞嚥動作也未成熟，也就是奶水進了胃袋，胃並沒有收緊「門口」，奶水也就容易從食道逆流回嘴巴而溢出來了。
小嬰兒喝奶時，有時並沒有含緊奶頭，常會把大量空氣一起吸進胃裡，有時奶嘴的洞太小，拚命吸卻只吸入一堆空氣；有的吸奶過程拖太久，相對也跑進較多量的空氣；有的奶已吸完了，餵奶的人沒注意，嬰兒一直含著奶嘴，當然也會有空氣跑進去。空氣如大量堆積在胃裡，會使胃壓力增加，而空氣比較輕，當它們往上冒時，就可能將奶水一併推出來。
喝完奶如果未好好排氣，就讓小寶寶躺下來，若是頭部又低於身體，奶水就可能逆流而出。嬰兒剛喝完奶受到過多的搖動，例如洗澡、翻身、大哭、換尿布或好幾個人抱來抱去，就好像是裝滿水的瓶子，沒有蓋瓶蓋，卻又拚命搖它，水自然會濺出來，也就是回奶。
如嬰兒胃口佳、精神良好，體重身高也在標準範圍，則偶然回奶，量又不多，可算是正常現象。只要多注意餵奶姿勢，握奶瓶方法，或吃一半先排氣，吃完奶頭抬高，身體保持直立久一些，不要晃動太大，也避免吃完奶後哭泣太厲害，即可防止。多數嬰兒在四、五個月大，回奶即會漸減少，特別在開始吃半固體或固體食物後，回奶就不太成為問題。
很少數的新生兒，偶見對配方奶中的牛奶成份有過敏現象，而有吐奶情況。這些嬰兒可能要在醫師評估下，更換低過敏奶粉。
如新生兒出生不久，口中即充滿了粘液、唾液且越擦分泌越多，一喝奶馬上嘔吐相當厲害，要立即就醫，不要再餵奶，因爲有可能是食道閉鎖症。如果一喝奶就嗆得很嚴重、咳嗽，甚至臉色變紫色，則可能是食道－氣管中間有不該有的瘻管，此時奶喝下，馬上會有明顯的嘔吐。

有一種先天性胃幽門閉鎖或狹窄症，剛出生幾天看不出來，通常在出生三～六禮拜左右，才會有明顯症狀。主要是小兒嘔吐不止，吃下去的奶幾乎全部會吐完，症狀逐漸加重，嘔吐像噴射一樣，但嘔吐物內不含青綠色膽汁，而小寶寶的體重一直不增加，大便量也少。此病必須開刀才能解決問題。

較大嬰兒在開始餵副食品時，如體質不合或量太多而吸收不好，常會造成嘔吐。小兒在任何年紀，如遇到身體任何部位的感染，都可能產生嘔吐反應，尤其剛開始發燒時。此種嘔吐常被一些醫師稱之爲「胃炎」，實際上小孩很少有胃炎，大多是因病毒感染引發反射或自主神經的一種疾病反應，而使幽門產生痙攣。有些嘔吐是腸炎所造成，通常嘔吐過後，接著可能是發燒或腹瀉。神經系統的毛病有時也會有嘔吐現象。小兒很危險的外科急症，例如腸阻塞、腸套疊、盲腸炎，也多合併有嘔吐，要特別注意。

如果嘔吐且有一些不正常變化，就要及早求醫。例如嘔吐物中帶有深綠色液體，很可能表示有腸胃道阻塞或嚴重的感染。又如肚子鼓脹得很明顯，可能是腸道某一段有阻塞，食物或氣體無法通過，就脹起來。嘔吐時如出現明顯脫水現象（眼眶凹陷、頭部前囟門低陷、唇乾裂、尿減少、皮膚皺乾）、昏睡、反覆嘔吐不止、高燒或頭部前囟門鼓起且繃緊，可能表示有嚴重疾病，都要特別注意。新生兒如出生廿四小時未解墨綠色胎便，併有嘔吐，是要立即就醫的警訊。

當然，其他比較多見的嘔吐成因，包括哭鬧用力、灌藥時怕苦味、吃錯藥、情緒問題、心理因素等等，有時一點小事就會嘔吐，一般比較沒什麼關係，隨著年齡增加，都會慢慢改善。

小寶寶不一定要天天大便

有些媽媽在小嬰兒出現不解便的情形——常常都是才一天沒解而已——就大爲緊張，非要馬上使用各種方法，讓小寶寶馬上解便，心裡才會舒服點。

每個人大便習慣（也可以說是體質）不同，所以並不一定每天要解一次便。不少人以爲一天沒大便，就叫作便秘。事實上，便秘並不是以大便的次數來判定，如果兩三天才解一次，但沒有什麼不舒服，大便也鬆軟正常，就不能稱之爲便秘。反之如果一天之內解便三次，但每次解得很痛苦，大便也乾硬成小粒狀，那麼就可謂之便秘。

換言之，便秘之診斷，不以大便次數爲準，而以大便的性質形狀而定。如果大便習慣跟平常比起來，不但次數減少且大便變乾變硬，很難一次就大乾淨，甚至因用力而造成肛裂出血，才可考慮是便秘。小嬰兒有便秘時，解便會哭得很大聲、吵鬧不安。

吃母奶的小兒，通常大便會鬆軟且有較多水份，剛出生幾天，甚至可以吃一次奶即解一次水便，不過也常可見有些吃母奶嬰兒三、四天才解一次便，甚至十天大便一次也沒有什麼關係，只要大便正常。有時嬰兒大便與母親的食物有關，如母親吃多量蛋白質，餵母乳的嬰兒可能大便會較硬、較臭。

餵配方奶水的嬰兒，如果沖調方式不對（沖太稀），就可能導致便秘。水份補充不足、流汗多、喝奶量不夠，都可使小嬰兒發生便秘。有時是一次偶然的便秘，太用力而發生肛門口皮膚裂傷出血，因爲痛而不敢再大便，結果大便積在直腸，時間越久變得越硬（水份被腸子吸收回去），越不容易解出來，更形成慢性、習慣性的便秘。

小嬰兒偶爾一兩天沒大便，不須要太緊張，因爲多數一般正常狀況就是卅六~四十八小時才解一次便。如看他很想解便，卻十分用勁而徒勞無功，可將體溫計抹點甘油或凡士林，插入肛門，以刺激其腸蠕動。但此方法不可以常常試，灌腸或吃瀉劑更要少用（除非醫師指示），以免造成不必要的傷害或變成習慣性。

五、六個月以上嬰兒如常常有不易解便的情形，應該注意是否奶量不夠，另外也可加強菜泥、果泥的添加。如果吃的食物太精緻，都被腸子吸收乾淨，沒有什麼較粗的纖維質或「雜質」留在腸子來刺激蠕動，當然會有便秘之可能。還不能吃副食品的幼兒，可以喝一點高纖果汁，或以一小茶匙黑砂糖泡開水讓寶寶喝。市面上有一種美國濃縮烏梅汁（其乾果台灣謂之美國黑棗，也有人叫作黑棗精），可加一倍水，每天喝數十CC，可能幫助腸蠕動。

較大的孩子有便秘現象，常是因仍以牛奶為主食，到了三、四歲每天還喝四次奶（使用奶瓶），其他雜七雜八的食物很少吃，腸子沒什麼渣渣，自然大便就少，這種小孩常會叫肚子痛，在下腹可摸到一些大便硬塊。因此青菜、纖維質多的東西或像含有麩、糠的食品都該多吃。有時上廁所未定時養成習慣，上廁時間太急太匆忙、心理因素都會造成便秘。同樣地，萬不得已，不要隨便施以灌腸，以免養成習慣，或不慎造成傷害，還是從食物著手，順其自然養成解便好習慣。

危險的腸套疊

在嬰兒期，有一個很危險，須要家長醫師都相當注意的腹部急症，叫做腸套疊，常發生於三個月至一歲半小兒，尤其是五~九個月大的男嬰（爲女嬰三倍）。

腸套疊的意思是腸子的一小段，被另外一段重疊套進去，特別常見的是小腸末端（迴腸）被套入大腸內。腸套疊之所以危險，是因爲被套進的小腸，在時間久後會因被「束縛住」而血液循環不良，進而發生壞死、腐爛。如腸管破了，糞便跑進腹腔更會造成腹膜炎、敗血症、死亡。

發生腸套疊，通常都不易找到原因，但有些人是發生套疊的腸子附近，先長了腫瘤或憩室，有些人則是先有腸炎或病毒感染。這些因素促成腸子蠕動異常，結果一段腸管縮進另一段（被捲入）裡面，無法「解套」則被「套牢」。

發生此症之小兒，一般發育都不錯，男嬰較多，餵配方奶水的嬰兒又比吃母奶者比例爲多。

我們可以看到，本來好好的一個小寶寶，突然嚎啕大哭、躁動不安，雙腿屈曲（腹痛又無法言語表達）、臉色蒼白、兩拳緊握、看起來很痛苦的樣子，不過幾分鐘後即好轉，等一下又再度發作腹痛，看起來一陣一陣好像有規律性。有些反覆幾次，造成虛脫、休克。

嘔吐也是腸套疊病人的症狀之一，病兒胃裡食物全被吐出來，接著就可能吐出黃綠色膽汁，但有的病兒只是稍微嘔吐而已。另外一個症狀是大便帶黑紅色的血，此變化可能在發病數小時即出現。由於解出鮮血與黏液，與大便混在一起像是草莓果醬或葡萄乾一般，有時所含水份太多，也可呈現大量血便或血水的形狀，但也不一定每個病人都可以看到典型的草莓果醬樣血便。如有懷疑，可以從肛門挖出一些大便檢查看看。有血便，則可早點確立診斷。

在肚子不痛的間歇期，如詳細摸腹部，可在右腹部位摸到一個像是香腸形狀的腫塊，即是腸子互套在一起的地方。此時以X光及超音波即可診斷出有腸套疊變化，及早處理的話，就沒有危險了。

一個兩歲內（尤其周歲以前，占百分之八十）的小嬰兒，如果看起來像肚子絞痛的樣子，每次痛個二、三分鐘，大約十五分鐘左右又再肚痛一次，且有嘔吐、便血，都要及早求醫。

如已及早診斷出腸套疊，醫師會先使用鋇鹽液（一種X光照相用的顯影液）由肛門灌入，利用此液體壓力並同時以手在腹部腫塊處按摩，即可能使套在一起的腸子鬆開，另一方面也可同時攝影，確定腸子狀況。如果已發作超過二～三天，則腸子可能已爛了一段，如再以鋇鹽灌腸，腸子在強壓下，會有破掉的危險，此時即要以外科手術，將套緊的腸子鬆開復位。萬一腸子已壞死，則必須切掉一小段。而已使用過鋇鹽灌腸，但一直無法使腸子復位者，最後還是要開刀。

少數病兒可能在幼兒期會發作腸套疊二、三次以上，尤其是年紀稍大者。他們常伴有腸子局部腫瘤或憩室，以致成爲發病誘因。這種病人更必須開刀解決，把根本原因去除。總之，腸套疊是對生命威脅甚大的一個小兒急症，對肚子痛的小寶寶要特別提防，及早發現的話，就不會有種種麻煩的併發症了。

感染

又見猩紅熱

過去不多見的猩紅熱，近年又捲土重來，陸續在各地出現。大致上，猩紅熱不會造成大流行，但零星病人應該還是不少，只是有的被誤診或忽略，有的卻因缺乏檢驗依據，而難以下診斷。

猩紅熱這個病名聽來滿可怕的，說穿了只是A群鏈球菌咽炎加上出疹而已。咽炎是小兒門診常有的疾病，發疹也是孩童很普遍的症狀，但兩種合在一起，機會就少了。

鏈球菌較少侵犯四、五歲以前幼童的咽部，所以，小娃娃得猩紅熱的較少。咽炎是指突然高燒、嘔吐、吞嚥劇痛，但沒有感冒（咳嗽、鼻水）現象，咽部及扁桃腺充血厲害（光是腫大不一定是發炎），有時有化膿分泌物。

典型的猩紅熱有不少特徵。不過，咽部發炎加上舌頭及口頰黏膜紅腫，發燒數天，並在一兩天內全身發疹，疹子粗粗像是砂紙的感覺，在一、兩周後手指頭有脫皮現象，則大約可猜是猩紅熱了。但確定的依據應該包括：咽部細菌培養或快速檢驗法證明為A群鏈球菌感染，或是恢復期鏈球菌抗體上升。當然，這些檢驗不一定每個病例都能證實。如果是陰性，就只能說是「疑似」病例。

有幾個病要與猩紅熱鑑別。一是EB病毒感染，此症同樣有咽炎、發燒、發疹，但舌及口頰黏膜並無特殊變化。川崎氏病的特徵是莫名其妙發燒五天以上，淋巴腺腫大明顯，眼結膜、唇及口腔發紅，但無咽炎。麻疹則會咳得相當嚴重，而且要燒好幾天才會出疹，口腔內柯氏斑更是特殊。德國麻疹比較容易分辨，因為症狀很輕微，極少發燒，也不會咽痛。其他的病毒疹則多是在退燒後才發，應不至於混淆。

在抗生素發達而且近乎濫用的今天，猩紅熱並不是太大的問題，除了注意鏈球菌續發的中耳炎、鼻竇炎、肺炎、敗血症外，最重要的是該多用幾天抗生素，以預防風濕熱。此外，猩紅熱並不會太困擾病人與醫師。

過去，猩紅熱可能是極重要、威脅性也相當大的病，一向被列入法定傳染病。但據台大調查，學童中有三分之一本已是鏈球菌帶菌者。發現有猩紅熱而去找尋周圍的感染源，似乎意義不大。就現代眼光看，猩紅熱並非可怕的致命疾病，所以已無必要再列入法定傳染病，讓大家一副如臨大敵的樣子了。

得了日本腦炎，後患無窮

腦部外面包有一層腦膜，腦部本身的發炎叫做「腦炎」，而腦膜的發炎叫做「腦膜炎」，兩者是不同的。腦炎的症狀以頭痛、發燒、意識改變、嘔吐、局部神經症候爲主，腦膜炎則以背及頸部僵直或疼痛、發燒、嘔吐爲多。不過常常腦膜與腦部會一齊發炎，此時叫做「腦膜腦炎」。有一些病毒比較會感染腦部，而造成腦膜炎的機會較少，有些病毒卻只造成腦膜炎而沒有腦炎變化。引起腦炎者，絕大多數是濾過性病毒，細菌很少（結核菌、螺旋菌），但引起腦膜炎除病毒外，尚有許多細菌也是病原。

造成腦炎除了病毒外，還包括黴菌（如與鴿糞有關的隱球菌）、寄生蟲（例如瘧疾）、阿米巴蟲、立克次體。病毒有單純疱疹病毒、EB病毒、腸病毒、腮腺病毒、腺病毒、痲疹病毒、流行感冒病毒、帶狀疱疹病毒等。在一些病毒本身的感染當中發生或已感染一禮拜後才續發腦炎，例如長水痘或痲疹後併發的腦炎，就叫做水痘性腦炎或痲疹性腦炎。有時在接種疫苗（例如百日咳疫苗）後，產生腦炎症狀，叫做接種後腦炎，十分罕見。

日本腦炎是東亞特有的一種病毒性腦炎，首先是因日本醫師發現而定名，發生地區包括日本、韓國、台灣、菲、泰、印尼等地。此病與許多腦炎不同的是，病毒只侵犯腦部，造成單純的腦炎，其他器官並無病毒侵入，因此比較特殊。

造成日本腦炎有兩個關鍵物：蚊子及豬（有些地方是牛）。通常夏天（五～九月）先有日本腦炎病毒出現在豬身上（但豬並不會發生腦炎），而蚊子常在此時大量繁殖，當蚊子咬了豬以後，會把病毒吸出來，等叮人皮膚時，再將病毒像打針一般，射入人體，經由血液循環，到達腦部，結果停留在此引起發炎，破壞腦組織。

幸好被帶病毒的蚊子咬後，眞正發病的僅有少數，不發病的人最後也可產生抗體。由於腦細胞在身體所有組織是再生能力最差的，一旦受破壞，就很不容易修補恢復，因此在腦炎後，往往後果不佳，有嚴重的後遺症。

通常被蚊子「注射」病毒後約一～二周，病人即開始有症狀。不過有的運氣好，變化較輕，屬於輕型發作，一個禮拜即可以恢復健康，其間可能發燒不太高，頭痛、嘔吐、惡心，稍嗜睡。也有人雖發燒較高，也有頭痛、嘔吐、嗜睡，也有意識遲鈍、半昏迷或抽搐，但兩禮拜後即清醒過來，可能不會留下後遺症，有驚無險。

最嚴重的是發病兩三天後，體溫越來越高，並且出現焦躁、頸部僵硬、發抖、反覆抽筋，隨後肢體癱瘓、深度昏迷、呼吸衰竭、甚至臉色發紫、呼吸停止而死亡，此種病人占所有病人的三分之一。僥倖不死，十天後逐漸退燒，慢慢清醒，可能還很幸運有機會恢復，但有的卻意識始終不清，且有癱瘓、呆滯、遲鈍、不能言語、身體僵直、精神異常、抽筋等長期後遺症。簡而言之，變成「阿達」，此種病人也占了所有日本腦炎病人的三分之一。

在夏天不論成人小孩，有了上述現象，宜緊急送醫，如有懷疑，醫師會爲病人驗血並抽取腰椎脊髓液，目的是測定血中抗體值，化驗脊髓液中的蛋白質、糖份、血球細胞數，測定腦壓以及作病毒培養。由於無法直接抽取腦室中的液體，所以檢查與腦室相通的脊髓管內的脊髓液，即可以了解腦裡的炎性變化，與抽血一樣，是很重要、且安全的一項檢查，所以必須與醫師合作，不要亂聽外行建議，錯失診斷良機。另外醫師可能會作其他腦部檢查如斷層攝影。

日本腦炎並無特效藥可治療，但如搶救得宜並作好護理，可能防止進一步的併發症，另須控制體溫、防止抽筋反應、治療呼吸衰竭或肺炎、保持氣道暢通及血氧的充足，讓病人度過危險期。

一歲內幼兒有母親留下之抗體，加上活動範圍小，極罕見有本病。成人則多半已接觸過腦炎病毒，不過未發病而產生了抗體，故病人多為兒童。近年環境衛生改善，蚊蟲受良好控制，感染人口減少，有抗體的人也少了，因此得病年齡有上升趨勢。例如民國七十八年，全台一年共有十五例確定病人，四例為五～九歲間，三例為十～十四歲間，七例為十五歲以上，四歲以下僅一人。

每年夏天在台灣都有一百多名「疑似」日本腦炎病例報告，但最後被確定診斷都只有一、二十人而已，這是因為有許多其他病毒（即日本腦炎病毒以外的）也會引起腦炎，另外有非常多的腦膜炎或腦膜腦炎，症狀與日本腦炎都很相似，必須以檢驗方式才能分辨。而採樣時機、方法、次數，都會影響診斷，無法證實的就只能說是「疑似」病例了。

預防日本腦炎，首先就要做好環境衛生，注意防蚊、滅蚊，並加強監督養豬戶的豬舍清潔、通風，管理家禽家畜，減少蚊蟲的孳生。另外就是接種疫苗，接種時間應在每年的三月～五月底，如果拖到七、八月以後才打，可能已經沒有意義，因為每年五、六月就會出現病例了，因此日本腦炎疫苗應該是春天的疫苗，與其他所有疫苗不一樣，其他疫苗沒有季節性，只要年齡到了，就要打。而日本腦炎是年齡到了（至少一歲三個月），並且是春天，才必須去打，如已夏天過了大半或秋、冬天，就等到第二年春天才接種即可。

經過這幾年研究，目前接種方式，已經簡化了許多，也就是入小學前只要打三劑即夠：第一年基本劑兩劑（間隔兩周打一次），第二年再追加一劑，就全部完成。以前每年都須加強一次，連打四年，現已發現沒有必要，可能有基本抗體後，處於有蚊子的環境，就有自然追加的效果。

許多每年六或七月以後才滿一歲三個月的嬰兒，如果此時才開始接種第一劑，等體內產生了抗體，往往是七、八月以後，所以其實並不必急著打，第二年春天再打就可以了。另外因為這麼小的嬰兒，得日本腦炎的機會可說罕有，一方面體內仍存有母親留下抗體，一方面活動範圍小，很少與蚊子接觸。比較簡單的作法是，在出生隔一年的春天開始初種，例如民國八十二年次者，在八十四年春初種，八十五年追加。如家長非常擔心，又常去鄉下，同時是年頭出生者，要提早一年打也可以，只要是已滿一歲三個月，而且夏天仍未過去。

談「腸病毒」感染的疹子

腸病毒是因爲它們常在腸道內被發現而命名，不過所造成的感染卻不是腸炎。它們可經由糞便及手汙染，由一個人傳染給另外一個人，有時空氣也會傳染。

腸病毒之種類與數目相當繁多，主要可歸類爲科沙奇病毒、伊科病毒及小兒痲痺病毒三類。小兒痲痺病毒除民國七十一年曾有過大流行外，現已近絕跡。但另外兩種每屆夏天即成爲相當活躍的病原體。

感染腸病毒後所造成的疾病可說是五花八門，可以從毫無症狀到最嚴重的心肌炎、腦炎、腦膜炎，還包括感冒、咽炎、手口足病、腮腺炎、肝炎、胃腸炎、腹膜炎、結膜炎、腎炎等等，有時甚至同一人身上也會發生不止一種變化。也有的光發燒好幾天，什麼病灶都找不到。最常見的則是出疹子。

會引起出疹的腸病毒至少有四十多種。症狀大多是先發燒三至七天，間或有不太嚴重的呼吸道或腸胃道症狀，有的退燒後發疹，有的出疹後再燒一兩天，疹子形態也不一而足，出了疹子常被家長誤會是藥物過敏，也有不少經驗不足的醫師會認爲是德國痳疹。實際上德國痳疹很少發燒，幼兒也很少感染。

有些腸病毒感染的小兒，不但高燒四、五天，而且有明顯咳嗽、鼻水，甚至結膜炎，疹子外觀與痳疹很相似，褪疹後皮膚也同樣有色素沈澱，唯一的差別是沒有口頰內的「科氏斑」而已。此種疹子在痳疹流行期，稍一不愼即會被誤以爲是痳疹。由於病兒多是一歲內，如因此以後不打痳疹疫苗，則下次隨時就有機會得到眞正的痳疹。

所以除非已肯定看到「科氏斑」，絕對不要下痳疹的診斷。對模稜兩可、無法確認的病人，病癒後最好仍照時間打痳疹預防針，因爲即使已出過痳疹，再接種也無妨。

很多醫師喜歡將小嬰兒出生後第一次出的疹子叫做「玫瑰疹」。事實上某些以玫瑰疹形式出現的疹子，很可能就是腸病毒所造成。在臨床上使用什麼名字，在此時就不是頂重要。重要的是，因爲腸病毒感染時，偶然會有心臟或腦部的併發症，如果未及時察覺，很可能忽略採取必要急救措施。最安全的辦法是讓醫師在持續觀察後好好治療。

預防腸病毒感染，最重要的是注意個人衛生，無論大人、小孩都要勤洗手，小孩沒有必要儘量少去人群匯集之處，如百貨公司、超市、影院、公園、醫院診所等。對新生兒尤其要小心，在抱他之前一定要先洗手。

德國麻疹與玫瑰疹

德國麻疹幾乎是家喻戶曉，內行人、外行人一看到出疹病人，都會作此診斷。然而，德國麻疹真有那麼多嗎？

事實上，德國麻疹是最難診斷的疹子之一。多數德國麻疹病人並無明顯發燒，小兒病人尤然；也鮮有咳嗽、鼻水等前驅症狀，疹子在一天內很快佈滿全身，呈淺色且有點癢，部分可融合成塊，三天後又褪得乾乾淨淨，可說無甚特徵。

教科書強調的耳後或頸淋巴結腫大壓痛，或許才是德國麻疹具體的特徵，不過許多人可能都忽略了這一點。或許如此，德國麻疹病例才到處充斥，事實上其中有些可能是其他病毒，如ECHO、科沙奇、EB、腸病毒、腺病毒、流行感冒或鼻病毒所造成。相反的，也有人感染了德國麻疹，卻不發疹子，因此也無從知曉。

嚴格而言，要眞正確定德國麻疹，只有靠驗血。但臨床很少有此需要。爲了使診斷不致太離譜，起碼符合以下條件是較爲妥當的：①年齡至少周歲，幼兒盡量少作德國麻疹之診斷；②一般只微熱或根本不發燒，不過年齡大些可能會燒上一、兩天；③疹子呈粉紅色且發疹極快；④少有咳嗽或鼻水及全身性不舒服；⑤頸或耳後淋巴結腫痛。鑑於臨床診斷不可靠，國三女生在接種德國麻疹疫苗時，最好一律注射，不要以「曾經得過」而拒打。

德國麻疹對一般人其實是很輕微的感染症，只有極少數人會有關節炎、腦炎、紫斑之併發症。

另外一種常見的玫瑰疹，在診斷上也常困擾醫師。此病原名「嬰兒」玫瑰疹，應是指一、兩歲嬰兒特有之疹子，百分之九十在兩歲內感染。但稍大兒童也有人作此診斷。玫瑰疹又名猝發疹，意思是小兒高燒（三十九度以上，大多接近四十度）三天，唯嬰兒並未有太病懨懨的樣子，也無明顯之鼻水症狀，三、四天後「突然」退燒而後全身很快發疹。因此有人認爲在發疹時仍有發燒，或發燒的溫度不太高，或併有厲害的「感冒」或腹瀉等症狀，出的疹就不能叫做玫瑰疹。有的書說玫瑰疹是由一群已知及未知之病毒中任何一種所造成之疹子。不少醫師把嬰兒期第一次所發的疹子叫做玫瑰疹；也有人認爲只要是先發燒兩三天（溫度不一定很高），退燒後出疹都可以謂之玫瑰疹，所以有的小兒可以得好幾次玫瑰疹。

很多學者認爲，玫瑰疹的病原體一直無法鑑定出來。照此定義，凡已確知是某病毒（例如培養出腸病毒）引起疹子，就不符合玫瑰疹診斷。這對臨床醫師而言，觀念上比德國麻疹容易混淆，而且也無意義。近兩年國外一些學者，特別是日本，宣稱已找到玫瑰疹之元凶，即疱疹第六型病毒（HHV－6），甚至只要培養證實有此病毒，就謂之玫瑰疹，即使臨床上根本沒有出疹子，大有將HHV－6與玫瑰疹劃上等號之意。此說法將來如被承認，則臨床醫師就沒有能力診斷玫瑰疹了。因爲能培養病毒的醫院少之又少。

玫瑰疹因無疫苗，即使診斷錯誤亦無接種與否之困擾，其實對醫師來說，要注意的是觀察發疹後有什麼不尋常變化，及早診療，要不要使用玫瑰疹這病名，並非頂重要。對一般家長而言，會造成出疹之病毒約有八十種以上，發疹子是病毒感染過程中的一部分，疹子本身並無危險性，同時併發的種種身體不適才須注意；至於要不要禁食，可不可以「吹風」，都是細節末枝，毫無意義的事情。

談退燒藥的使用

退燒藥是我們日常生活中，用得非常普遍的一種藥物，幾乎每個人都會有機會用到，尤其是有小孩的家庭，爲孩子灌退燒藥更是很常見的場面。

以下就用簡答方式，介紹退燒藥的一些基本觀念：

退燒藥對治病有幫助嗎？

實際上幫助非常少，有時只是「拉了病人一把」而已，痊癒還是要靠病人自己。

我們要知道，先有疾病，才會有發燒。亦即發燒是細菌、病毒等微生物侵犯人體後，所造成的「結果」，退燒藥即是治此「結果」。治療「結果」，是沒有多大意義的。

用退燒藥既然只是針對「結果」，而非治療疾病本身，則疾病的痊癒與否，跟退燒藥就沒有什麼直接關係了。

兩個罹患同樣疾病，而年齡、體能、症狀都差不多的人，其中一人在疾病中用了五次退燒藥，另一人從頭到尾都不曾用退燒藥，則他們的恢復可能仍是同時的，並不一定因爲誰退燒藥用得多，病就好得快。

既然對治病沒什麼幫助，為什麼還要用退燒藥呢？

發燒時，病人可能有種種不舒服的變化，例如全身倦怠無力，痠痛、頭暈、頭痛、嘔吐、腹痛、嗜睡、無力、胃口不好、失眠，小朋友還會吵鬧、不安、哭泣。

退燒藥可以幫助降低溫度，減少生病時的痛苦，讓病人暫時舒服一點，等待疾病過去。藥物的功用之一，是爲了解決人類的痛苦。因此對疾病雖沒有直接的作用，退燒藥仍是生病時的必備藥物。

如果發燒時，病人並沒有什麼不舒服，也就是仍然能吃、能睡、能玩，精神狀態良好，則大可不必用到退燒藥，無論燒到幾度都一樣，但必須請醫師看看是什麼問題引起發燒。

究竟要到幾度才需要去退燒呢？

很多人一見到小孩發燒，就忙不迭地給予退燒藥。其實並不須如此。在醫學上並沒有「發燒就一定要去退燒」的規定。

因爲一般發燒對人體並不會造成任何傷害，尤其是腦部；此在現代科學已得到證實。當然在某些罕有狀況下，例如四十一度延續廿四小時時，則有可能使腦細胞受傷，但這種情形實在太少了；尋常的疾病皆不會如此（很多人常把四十度一誤爲四十一度），況且如眞有此高溫，病人早就因「病」而死亡（這麼高溫代表有相當嚴重的病），不是因「發燒」而死。

現在許多科學家已普遍認爲，發燒是身體免疫力發揮作用的一種變化。動物實驗，把細菌打入壁虎體內造成感染後，體溫越高者存活率越大，而體溫降低者紛紛死亡。因此有人認爲，任意退燒不啻是把身體免疫機能破壞掉，而延遲了痊癒時機。

也就是說發燒對生病的生物起碼沒有什麼壞處。唯一的缺點就是使病人覺得痛苦；另外，少數體質特殊的幼兒也可能產生「熱性痙攣」，雖對智力不會有影響，卻相當討厭。

因此綜合說來，燒到幾度才要退燒，並沒有相關性。亦即和「幾度」並沒有什麼關係，和病人的狀況才有關係。即使已燒到卅九度半，但病人仍然精神、體力不受影響，沒什麼不舒服，則不必用退燒藥。如卅八度多一點，而病人已十分虛脫、不安、吵鬧、食慾不好、全身痠軟，則用退燒藥也無可厚非。

雖然許多醫師交代，小孩的肛溫超過卅八度半才可使用退燒藥，但這只是一個原則，並不是每一個小孩、每一次超過卅八度半都要吃退燒藥，完全要看小孩子有無不舒服而定，而且每天用退燒藥最好不超過四、五次。

有時用了退燒藥，不是毫無作用，就是時間一過馬上又燒起來，是不是藥量不夠或是藥已過期？

生病時要退燒，起碼有幾個條件：一是「時間因素」；多數疾病有其一定過程，時間不到是不會退燒的。二是「抗體是否產生」；生病時體內會製造抗體，以抵禦外來侵入物，當抗體已出現，足以壓抑病原體時，燒才會慢慢退下去。第三是「治病之藥物有無發揮作用」；許多藥物必須用幾天才開始有全面壓制病原體的效果，在此之前互有輸贏，你來我往，當然發燒仍會起起伏伏。

如病情較輕，或病人早得過該病而已有抗體，則可能用一次退燒藥就會退燒。這時有人會認爲該退燒藥很好，其實不一定如此。病痊癒得快，大部分還是運氣好或身體狀況良好、恢復力快，而得到的又是較簡單的感染之故。

但很多場合下，病人常會燒退了又再度發燒。這只是表示病情尚未受到控制，或是病程未過去而已，與退燒藥之使用並無直接關連，也就是說並非退燒藥的藥量不夠或藥放太久過期而失效了。如果病情還未受控制，則使用一顆退燒藥不退燒，一次使用十顆還是不會退燒的。

吃退燒藥後，如未退燒，不必太急，可再等四～六小時再吃一次，試著再降體溫看看。不少病都要燒個三、四天以上，一時不退，醫師也沒有辦法，畢竟醫學還是有其極限。爲了急著退燒，拚命使用退燒藥，結果燒還是沒退，反而造成許多副作用，不是很冤枉嗎？

先吃了退燒藥，體溫降低後再去看醫師，會不會什麼問題都看不出來？

這種觀念是錯誤的。因爲醫師要檢查的是「病」，而不是「燒」，燒即使一時退了，病還是存在的。發燒是病情變化的一個指標，如果自己先量了體溫並記錄下來，告訴醫師，則看病時雖然已自己用藥先退燒，還是可作爲診病參考。

事實上先爲小孩退一下燒，再去看醫師有時是明智之舉，因爲小孩會舒服、安靜一點，醫師作診查也比較容易些。

哪一種退燒藥比較好：口服？注射？還是肛門栓劑？

最標準的用法應該是口服。

注射退燒針的副作用較大，雖然在國內十分普遍，但在先進國家多早已禁用。退燒栓劑使用很方便，不過藥物吸收較不穩定，而且有時會不舒服或造成拉肚子，甚至使直腸黏膜受傷，因此並非人人適用，也不是第一選擇方式。

有人以爲栓劑的效果比口服好，其實兩者的成份都是一樣，只是做的劑型不同罷了。如本來要燒三天才會退的，先用了口服藥無效，最後用栓劑才退，很多人會以爲栓劑效果好；反之，如先用栓劑無效，改用口服後才退燒，就會以爲口服比較有效了。

栓劑主要是用於一些嘔吐、不肯吃藥、不能口服的病人。但腹瀉時就要避免用栓劑，因可能會使腹瀉更嚴重。

在正常狀況下，還是以口服方式退燒較佳。

發燒時，我遵照醫師囑咐另外拿退燒藥給小孩吃，因怕「藥太重」，所以原來的治療性藥物就不敢一齊吃，這樣對嗎？

這也是錯誤的想法。退燒藥只是在治病當中碰到較高熱時，另外臨時加進去幫助降低體溫而已；退燒藥吃不吃都無所謂，原來的治療性藥物才是重要的，不管有沒有燒，都須按時吃，因爲這才是治療的主體。

目前市面或醫院使用的退燒藥有幾種？

無論是醫院、診所、藥局或家庭用品，所有退燒藥物歸類起來只有四種。

第一種是注射專用的「舒爾比林」，即所謂「退燒針」，它也常用來止各種肌肉或神經疼痛，是唯一仍核准使用的「比林系」藥物。「比林系」藥物由於副作用大，先進國家多已禁用，我國亦早已禁止該類藥物販售，只剩下注射用的「舒爾比林」一種。

此藥注射後，可使病人流汗、血管擴張而降低體溫。但如前所述，由於有時有不良副作用，還是要盡量少用爲妙。如對發燒有正確認識，不急著立即退燒，則此藥大可不用，何況暫時退了，只要病還沒好，仍然會再度燒起來。

第二種是老藥「阿司匹靈」。它兼有止痛或抗炎性作用，許多成藥皆會有此成份。家喻戶曉的「小兒溫刻痛」即是阿司匹靈。「百服寧」就是阿司匹靈加點胃藥。大部分的退燒肛門栓劑，都是阿司匹靈。病人在診所看病後帶回去的退燒藥包（俗稱「紅包」，因以紅色包藥紙包裝），也常是阿司匹靈。

阿司匹靈也有注射用針劑，但用的人很少。

第三類叫做「乙醯氨基酚」，市面上叫做「普拿疼」或「斯卡諾」，小兒「利撒爾」主要也是此成份，它們都標榜「不含阿司匹靈」以顯特別（事實上阿司匹靈也可以標榜「不含普拿疼」）。此類藥在歐美國家更爲廣用，在小兒科範圍（尤其幼兒）多已取代了「溫刻痛」。

最近有一種鎮痛藥Diclofenac 也有人用來退燒。但價錢較貴些。

退燒藥的用法

注射用的「舒爾比林」主要是醫師使用，在此不談。

「阿司匹靈」在成人有五百毫克及三百毫克左右兩種。「小兒溫刻痛」則含有一百毫克，其好處是味甜易溶，而且小劑量比較好用。

在用「溫刻痛」時最好依體重而不要照年齡。最簡便方法是發燒時每十公斤體重用一顆，每日不超過四～五次，則在安全範圍內。如以總劑量算，則每公斤體重每天不要超過六十毫克，亦即十公斤小孩，每天不要超過六顆（六百毫克），則不會有中毒之虞。

肛門栓劑則含阿司匹靈一二五～六百毫克不等，由於塞進去不一定全被吸收，因此劑量不易控制。

國外因阿司匹靈與「雷氏症」有關，某些國家已禁止給幼兒吃。我國則因病例不多，只要在醫師指導下使用，仍算是十分適用、安全、方便之退燒藥。

「普拿疼」或「斯卡諾」的成人量也是每顆五百毫克。「小兒普拿疼」在美國叫做「泰利諾（Tylenol）」，劑量是八十或一百二十毫克，可咬嚼且有甜味，適合小兒病人使用，用法也是體重每十公斤每次吃一顆，一天不超過四次為宜。

在台灣，「普拿疼」也有藥水劑型，缺點是藥水比藥丸不易久存，而且味道也不太好。藥水或栓劑應放在冰箱保存。藥丸或藥粉就不該放在冰箱，而要置於乾燥的瓶罐中，以免沾水氣而變質。

你說發燒時只要沒有不舒服，可以不吃退燒藥，這樣不會一直燒下去、燒到不可收拾嗎？

不會的。人的生理體能有其極限，就像一百公尺，無論怎樣跑還是不會有人跑到八秒內。發燒也相同，不管什麼病，體溫有其極限，不理它也不會無止境越來越燒。這跟救火不同，火災不去撲滅，會無限制一直燒下去。發燒卻不會，再怎麼燒、怎麼不去退它，還是不會超出生理範圍。

每次看病，許多人都會向醫師多要幾包「紅包」退燒藥，因為醫師配的退燒藥一定比自己買的有效，對不對？

這實在是一項誤會。前面提過，醫師的退燒藥其實不是「阿司匹靈」就是「普拿疼」，和你自己買的沒有什麼兩樣，不要誤以爲醫師的退燒藥含有什麼仙丹妙方，醫師能給你幫助的其實是那些治療性藥物，而不是退燒藥。

退燒藥有副作用嗎？

任何藥物都有副作用。退燒藥有傷胃、胃出血、雷氏病、惡心、嘔吐、增加尿酸、影響肝機能、凝血異常，干擾內分泌及新陳代謝、破壞表皮細胞及刺激黏膜、氣喘、過敏、休克、體溫過低等等副作用。因此沒有必要還是盡量不吃。不過在某些狀況下，能適時適量使用退燒藥，仍是醫療的重要一環。另外，在不發燒時，退燒藥還可改作爲鎮痛之用。

我還是要強調，治病時不必把重點放在發燒，只要找出病因加以治療，不吃退燒藥仍會退燒。而發燒時雖然不須急於退燒，但要找醫師看看到底是什麼病。這才是重要的事。

出水痘的「禁忌」與注意事項

教科書說水痘是冬天及春天較多的疾病，但在台灣水痘病人終年都可以看得到，幾乎談不上什麼流行期。比較特殊的是去年迄今，出現了許多青年、成年病例，甚至有些已超過卅歲；他們過去為何不受感染，為何此次才紛紛罹病，令人費解，有待專家研究。在發水痘時，民間的禁忌很多，有的醫師竟也道聽塗說，推波助瀾，使得觀念更為混淆。下面是三種常見但其實不合學理的禁忌。

出水痘不能洗澡？

水痘最常有的併發症是小水泡的繼發性細菌感染。依正常病程，每一水痘長出數小時後，便會自然破掉而逐漸結痂。在完全結痂前如被抓破，傷口即暴露在外，細菌隨時有機會侵入而發炎。有時水泡被抓破後，內含病毒的液體可隨手再散布產生另一個水泡，使水痘長得更多更密。

因此長水痘唯一要注意的是，保持局部皮膚的乾淨，剪短指甲，勤洗手。洗澡也是使皮膚清潔的方式之一，甚至必要時可以在洗澡水中加一些含消毒成份的溶液，只要小心不去抓破小痘痘即可。

長水痘不可以吹風？

民俗幾乎認爲所有的疾病都不可以「吹風」，這是非常不合現代科學的說法。其實「風」並非疾病的來源，乾淨流通的風反而有助於病毒細菌的散逸，減少疾病的傳染。古人所謂「吹風」，其實就是暴露於人群之中的意思，因爲「人」才是傳染疾病的主要來源，接觸了別人，自然有機會受各種感染，閉門不見客（等於不吹風），也就減少了受感染的可能。

水痘是兒童期十分普遍、輕微的感染症，吹了風不會使病更糟糕，不吹風也不會使病早一點痊癒。只要照常起居即可，無須特別去「不吹風」。

長水痘不能吃魚，吃水果？

幾乎所有家長都會詢及發水痘時「什麼不能吃」。受傳統影響，民間常有一些生病時的飲食禁忌，實際上都是未經統計、驗證的口語相傳，而且每個人說法可能都不同。這些沒有科學根據的禁忌，對病人並無任何好處，反而是畫蛇添足的護理，也可能影響病兒的營養吸收。

長水痘時一般的飲食可以照常，不必刻意另外吃什麼（有人說要吃甘蔗頭才能使水痘不會發太多，眞令人匪夷所思），也不須刻意避吃什麼。受過正統科學訓練的醫師，如不能以正確觀念來指導民衆，反而人云亦云地跟著說些書上根本未提到的禁忌，那就有愧於他所受的教育了（不幸的是，這樣的醫師仍然不在少數）。

不必刻意去退燒

發水痘時有部分人會發燒，這是很正常的反應，因此不必刻意去退燒，尤其不要盲目地使用栓劑退燒，因栓劑大部分含阿司匹靈，許多專家都認爲發水痘時如用阿司匹靈可能有潛在危險。

另外，發水痘後已過一禮拜，如仍然有發燒現象，就要小心是否已有併發症了。

水痘病兒不必請假！

家中、幼稚園、托兒所或學校，有人長水痘時，其他的小朋友不必刻意躲開病人。沒有什麼不舒服的話，老師也大可不必叫他請假留在家中。這是因爲長過水痘的人不會再感染，而每個人早晚大多要出一次水痘，目前在無疫苗可用的情形下，由於年紀大發水痘之症狀大都較嚴重、併發症也多（如肺炎多見於成人病例），更會影響上課、考試、社交，不如趁上小學之前趕快出水痘。有的醫師主張，幼稚園有人得水痘，不妨「儘量」傳給別的小朋友，不無道理。但兩三個月以內嬰兒，長期服用免疫抑制劑或類固醇之病人（如嚴重腎病、血癌等）、免疫不全者、確未出過水痘之孕婦，就要趕快避開水痘，較爲安全。

另外，長水痘前一兩天內，病人就有傳染能力（經由呼吸道）。見到病人出了水痘才要躲開，往往已來不及。這也是支持「水痘病兒不必請假」的理由之一。

除皮膚上的細菌感染外，水痘還有其他併發症，如嚴重性水痘（包括進行性、散播性、出血性、大水泡性）、肺炎、腎炎、肝炎、關節炎、角膜炎、血小板減少、血管內凝血以及恢復期可能發生的感染後腦炎、視神經炎、小腦炎、橫貫性骨髓炎，都十分罕見，且主要是年輕、青少年或成人。對多數小兒而言，水痘只是個會癢幾天，不舒服的小病，犯不著如臨大敵，萬分緊張，禁忌一堆。

惱人的水痘

水痘是兒童期非常普遍的一種疾病，大多數人都會得到，而且目前在台灣尚無預防針可使用，所幸它少有嚴重的併發症，得過之後，大部分可終身保持免疫力，不會再得第二次。

任何人的水痘，都是由別人傳染而來的，絕不會自己無緣無故就長出來。一個發水痘的小孩，在症狀出現前一天，即在身上帶有水痘病毒，足以傳給旁邊的人。當病毒侵及另一個人時，會在此人體內潛伏兩禮拜左右，然後再出現各種變化，即是從皮膚開始發出一小顆一小顆晶瑩透亮的水珠狀紅疹，當發得較多時，就可能發燒。

水痘長出來時，主要分布是在軀幹上，但是身上任何有皮膚的地方，例如陰部、頭皮下、眼皮，甚至肛門、口腔內黏膜也都會見到水痘的蹤跡。一個小水痘，大約六～八小時後，即會自行破損，然後結痂變黑，以至於脫落。我們可在小兒身上，看見有的水痘剛發出來，有的已經破了，有的已乾黑結痂，各種時期的變化都可同時發生，此起彼落，而且相當癢。水痘發得越多，越會發燒，也有的人只發出數顆而已，這是每個人體質不同所致。

大約五～十天，所有的水痘都會自動乾掉，即使完全不治療也是一樣。要注意的是，由於很癢，小朋友會不由自主去抓，如抓破皮就很容易造成細菌感染，在此情形下就可能以後會產生疤痕。這也是水痘併發症最多見的一種，因之，長水痘時，家長們要留意的也是小心小朋友雙手的清潔衛生，並把指甲剪短，請醫師開點止癢處方及止癢外用藥水（通常是痱子膏），並在醫師監視下，隨時注意有無傷口之感染或其他併發症。

一般而言，幼兒期之水痘症狀比較輕微，到了國小五、六年級，甚至中學，發水痘常常非常厲害，甚至在成人期可能有肺炎的變化，有時可以致命。因此反正早晚要得，不如早點得的好，起碼在幼稚園時期，比較不會影響到功課或考試。小兒在幼稚園中得到水痘，如沒有太大的不舒服，其實不見得要休息。而老師對發水痘之小朋友，也不必硬性規定要嚴格隔離、緊張兮兮，少數先天免疫有問題之兒童（非常罕有之病例）則必須小心防範不要感染，因為這種小孩得了水痘，病狀可能很嚴重。

在出水痘時，不必有什麼特別禁忌，例如吹風啦、洗澡啦、不吃這個那個啦，都屬無必要，當然使用什麼針藥來縮短病短，更屬不可能。總而言之，水痘對一般兒童而言，是十分良性，少有併發症之一種小病，只要多注意皮膚局部的衛生就可以了，無須過分焦慮。

年紀太小（如六個月內幼兒）或免疫力不是很健全的人，有時在發水痘後，雖然痊癒了，但未能把全部病毒從體內排出去，留下少數病毒在體內（主要是躲在神經節內），他們可能在長大或成人後，如果某時期抵抗力降低，病毒會再度發作，變成所謂帶狀疱疹（台語「飛蛇」），沿著神經線上方表皮發疹，非常疼痛。

談幾個預防接種的錯誤觀念

衛生署已經決定統一建議，幼兒接種三合一疫苗（肌肉注射）後，局部要揉數下，以防硬塊，事實上，此一原則早明載於小兒科聖經——尼爾生教科書中。不過多年來「不可揉（否則會腫、發燒、效果差）」的說法一直流傳於台灣醫護界。筆者曾努力追查，似乎無人能提出文獻或研究來支持此一說法。某一級國家教學醫院甚至目前仍在嬰兒手冊中寫道：「三合一要注射皮下，而且揉後容易發炎」，未免離譜。在有新資料出現前，吾人最好仍是以教科書的指示爲準。

在台灣，沒有根據、人云亦云的神話不少，不但令民衆無所適從，也可能造成幼兒傷害。以下再提幾個方面的錯誤觀念，供家長參考。

——感冒時打預防針，會影響疫苗效果或使病情加劇？

此一說法連許多醫師都相信。但只要查查教科書便可發現，普通小感冒甚至微燒，都可以照常打預防針。生病時身體對疾病的免疫作用與對疫苗的免疫作用，並不相互干擾。疫苗效果不因疾病而減弱，而疾病如有變化，也是由於疾病本身而產生，與疫苗無關。世界衛生組織的規定是，當疾病嚴重到須住院時，才有必要把預防針延後。

筆者的建議是，生病急性期因隨時可能發燒，或是已發燒，則暫停預防注射，以免混淆診斷。而在緩和期就該接種，以免下一波感染隨時又來，一拖再拖只有使幼兒失去疫苗的保護，吃虧是自己。

——肛溫三七・五以上不可接種？

事實上幼兒正常肛溫是三十八度以內。剛哭或吃奶、天熱或穿太多，都可使肛溫上升到三十八度左右。眞正有病通常會高於三八・五度。看起來沒什麼病，只是肛溫稍高就不予接種，似乎有點矯枉過正。

——接種後任何變化，都與疫苗有關？

此一誤會是造成醫護人員動輒以「感冒不能接種」，拒爲幼兒打預防針以保護自己、減少困擾的最大原因。不過試想，在未打預防針時，每個小兒隨時每天都有機會生病或發燒，爲何一旦接種疫苗，就忽然不可以有這些情況發生呢？因此發了燒不見得一定與疫苗有關，很可能早已有了感染或當天剛好受感染。

——打預防針後，不可以感冒？

護士小姐常如此交代家屬。如果家長眞有能力讓小兒不感冒，那平常就可以如此，何必等到接種後才施展此功夫？小兒受各種感染機會，有時是在所難免，且如前所述，接種後再感冒（或其他病），並不影響抗體產生，此種交代顯係多餘。

——三合一接種中斷了，要從頭打起？

三合一疫苗最好是照時間連續注射。萬一因故耽誤了，並不需要從頭打起，只要接下去就可以了。

——三合一與肝炎疫苗同時打，反應會更厲害？

目前衛生署在經過研究後，規定肝炎疫苗可與三合一或痲疹疫苗同時注射，而不會有額外反應。部分醫護人員仍以自己直覺判斷，「不敢」一起打，也造成了家長們的困擾。

——接種後發燒，必須快吃退燒藥？

如確定發燒是疫苗之反應，旣對身體無影響，又會自然退掉，除少數特異體質外，根本不必用退燒藥。倒是用了退燒藥（如溫刻痛）會不會影響抗體產生，尙待研究。而如持續不退燒，就該找醫師檢查。常見有幼兒其實是剛好有病，家長卻一直以爲是疫苗反應而連吃三、四天「衛生局指定」退燒藥，因而耽誤了診療。接種後例行分發退燒藥，筆者認爲，是很錯誤的衛生教育。

國小新生入學補接種

目前小學入學新生報到，必須繳驗疫苗接種卡。如接種不全，在徵得家長同意下將予以補接種再入學。有衛生人員擔心，從未接種兒童必須補十八針（其實是十四針之誤，因有四劑是小兒痲痺口服液），如此複雜，家長可能不同意，而使這項政策打折扣。

事實上，這些醫護人員並未考慮到，六足歲兒童與新生兒接種程序是大不相同的。首先，卡介苗可暫時不注射，因為一或二年級本就例行排有「結核菌素皮膚試驗」，只要屆時與其他人一齊作此試驗，再決定是否須打卡介苗。另外因入學時已經是秋天，不會有日本腦炎威脅，而小學一下或二下本就排有日本腦炎疫苗之追加，此時（可能是三月份）再與大家一同注射即可，但要記住兩周後要再打第二劑，次年還要追加。

其次，六足歲之兒童無須接種百日咳疫苗，因此只要注射二合一（白喉加破傷風），而且基本劑只要二針，半年或一年後打追加劑即完成接種。

B型肝炎疫苗接種（第二代合成疫苗），只要三針且在半年內即完成。由於並未見到衛生署公布補接種程序，以下個人所擬的時間表只供參考。當然如另有公布，應以公布爲準。

第一次(7月)	二合一・小兒麻痺口服第一劑・B肝第一劑（第二代）
第二次(7月)	麻疹（或MMR） B肝第二劑
第三次(7月)	二合一・小兒麻痺口服第二劑
第四次(7月)	二合一・小兒麻痺口服追加劑B肝第三劑

此建議表是開學前左右先作三次接種即可入學，寒假前第四次，半年內完畢。B肝疫苗可與其他疫苗同時注射，如用第一代疫苗（政府免費提供）則前三次每月一劑，次年暑假前追加。

非今年入學之幼兒，如果未接種過想補接種的話，可以循上模式，但三合一之基本劑要三針，即每隔兩個月各注射一劑（加小兒痲痺口服），半年到一年左右打追加針，如以前曾注射過一或二針之三合一，事實上並不需從頭打起，只要接下去就可以了，還是有效的。

從現在起，家長們應記住無論到什麼單位打預防針，都該帶著接種記錄卡或手冊，每次注射都要讓醫護人員簽名或蓋印，並預約下次接種時間。而這些接種卡或手冊是各地方都可通用的，大醫院發的嬰兒手冊，也可以帶到私人診所去接種並作記錄。

據報導保存有幼兒接種記錄的家長不是很多，去年有的學校新生持卡率只百分之五・八，可想而知這兩三年之「入學接種卡檢查」不會太順遂。不過如再過個五年，社會大衆、家長都漸把定時接種且保存好接種記錄，當作一個理所當然的習慣，大家就會了解，爲幼兒注射疫苗，並非是爲了應付入小學之新生檢查，而是著眼於兒童健康，就像遵守交通規則並非爲了怕被取締，而是爲了自身安全一樣——讓民衆主動去接種，或許才是此一政策的最終目的吧。

其他

他們真的是被悶死的？

最近，育嬰中心因照顧嬰幼兒不慎，而致嬰兒在睡中被「悶死」的新聞頻傳，也因而掀起了保護幼兒及立法管制育嬰中心的話題與呼聲。目前育嬰中心或保母素質良莠不齊，確實亟須有關單位加強監督與輔導。不過，從小兒科醫學觀點而言，這些事件中的病例是否都因厚重棉被悶死的呢？恐怕大有疑問。

嬰兒猝死症（SIDS），又稱爲搖籃死（Cot death），說不定可能是這些事件發生的主要原因。此病主要發生於滿月至五個月大之嬰兒，本來好好的，有人可能併有輕微「感冒」，卻突然在睡夢中無聲無息死亡，連哭鬧聲都聽不到就走了。這種病例冬天要比夏天多，晚上比白天多，男嬰又多於女嬰。多數當然是大人未在旁，可是有時即使大人在旁，有人在一邊也會發生。在美國每年有五～六千病例，西方國家統計每年有千分之一～四之發生率。似乎產程、產後不順

（例如早產兒）發生比例高些。所有嬰兒死後解剖皆找不出病因。

至於為何如此，理論相當多，簡而言之是小嬰兒「暫時停止呼吸」，而且恢復不過來。東方國家對這類病例，研究甚少，甚至有人認為是已開發國家的專利。當然像在台灣，很少有死嬰去做解剖，因此也就難以套上這個診斷。

一九八七年香港有位大衛醫師寫了篇報告說，從八〇～八四年五年當中，香港只有十五名搖籃死的記錄，而且其中有四名是歐洲嬰兒。他提出了很有趣的理論來說明為何東方嬰兒死於此症較少：在二～六個月之嬰兒，呼吸的控制有一部分是受外界刺激（如聲、光、撫觸、平衡感）。即使是健康正常嬰兒也偶會有「暫停呼吸」之現象，但他們會在種種有利條件下，又再被「喚醒」恢復呼吸。東方國家一般多是大家庭，房間小、人口多，小嬰兒很少單獨睡，在大人時時呵護及種種噪音刺激下，似乎提供了免於搖籃死的有利條件。此外東方嬰兒仰睡（氣道比較暢通？）、香港低體重早產兒比例少、孕婦少抽菸、家族觀念深固、很少早婚，可能都是因素。西方小嬰兒常獨睡及趴睡，照大衛醫師說法，是搖籃死較多之可能條件。

西方之文獻倒是指出，社經地位低落如印地安人、墨西哥人、黑人要比白人為多。私生子也比正常嬰兒多。

由於在台灣這方面的資料甚少，可能不容易對那些病例做結論。事實上一個嬰兒如真的是棉被窒息，解剖後很可能也無甚具體發現。我個人以小兒科醫師立場，想提醒大衆的是：世間確有此等「怪事」，小嬰兒會莫名其妙就死掉了。檢警方在碰到類似死亡時，不妨再考慮這種診斷，必要時做解剖，不能每個病例都想當然爾，怪罪到保母或母親的被子。想想看，兩三個月大嬰兒，除非別人故意用重力壓住，要讓棉被窒息是不太容易的事，因爲他會掙扎、哭、鬧、轉頭，棉被也不是密閉的。如果嬰兒一兩天前剛好看過小兒科醫師，來個搖籃死，家屬似乎也該退一步想想，不一定就是醫師「用藥有誤」。

搖籃死在全世界仍是個謎。社會大衆能夠知道此一名詞，或許在考慮其可能性後，可減少一些誤會，少錯怪無辜的人，也減輕一些父母親的內疚。

流鼻血不可後仰躺下來

流鼻血是許多人都有的經驗。大部分的流鼻血患者都是小朋友，這是由於小孩鼻黏膜的血管較爲脆弱，同時也較有機會因呼吸道感染而使鼻內發炎腫脹充血。有的兒童常在夜間睡眠時不知不覺地流鼻血，次晨才發現枕頭上布滿大塊血跡，叫家長嚇了一跳。所幸隨著年齡增加，小朋友流鼻血情況多會改善。成人如常常流鼻血，則較爲不尋常，有時可能隱藏著鼻子以外的其他疾病，值得注意。

百分之九十以上的流鼻血狀況都是良性的，尤其是小朋友的鼻血，大多是來自鼻腔的前端。此處由於薄薄的鼻黏膜下有非常豐富的血管叢，包括許多小動脈以及小靜脈、微血管。當黏膜破裂、血管暴露出來就會流血了。不過由於這些血管極有彈性，可以收縮，而且身體組織在出血時，會分泌一些凝血因素，將出血孔以血凝塊封住而自動止血，所以鼻血流出來時，可能鮮血淋漓，看起來量滿大的，不過多半一陣子就會自然停止，否則那些半夜流鼻血而不知的小朋友，豈非危險萬分？只要保持鎮靜，以正確方法來處理，絕大多數的鼻出血都可以在很短時間獲得控制。除了合併有明顯頭部外傷者，一般單純因鼻出血而喪命的非常罕見。

挖鼻孔或不經意地碰觸鼻子而造成鼻黏膜破裂，是造成鼻血最主要的原因。在呼吸道感染之後，鼻黏膜因充血、腫脹、發癢，並有許多分泌物而有異常感，常會使病人不知不覺去摳，有鼻竇炎者因有粘粘濃濃的黃鼻涕結痂而緊貼在鼻腔內，也會使人想去挖出來才舒服點；另外如太乾燥或太熱的氣候，也會使鼻內黏膜容易自動裂開而出血；有的人在打噴嚏時，壓力很強，如來不及張嘴巴，其噴射力道也可以傷害到血管叢。小朋友在玩耍時，如果不小心的互相碰撞，由於鼻子是臉部最突出部位，也就容易使鼻內血管受傷。鼻黏膜較脆弱的人，甚至用力擤鼻涕、哭、笑或動作太劇烈，就可能流鼻血。有些兒童則是因好玩喜歡挖鼻孔，或將異物塞入鼻孔，才造成流鼻血。

不少小孩有習慣性的鼻出血，有些是先天體質，有些是第一次黏膜受傷，血管破裂後，出血部位因凝血而有血痂塊蓋住，一段時間之後，由於某因素使痂塊又掉下來（例如挖鼻孔），此時又會再度出血。如此同一傷口可以一再反覆出血，也就變成習慣性了。

三歲內嬰兒很少有流鼻血現象，有時偶然會因爲鼻塞，成人以棉花棒試圖去清理鼻孔，只要稍用力就會出血，不過多很快就停止。青春期以後，流鼻血的小孩子多會獲得改善，甚至不會再出現，除少數意外受傷的狀況，成年人極少有莫名其妙就流鼻血的，如果有就要注意了。

年紀較大者，流鼻血有時與全身性的疾病有關。例如高血壓、動脈硬化、心臟或肺部疾病、血管疾病、血液病（血友病、白血病、血小板缺乏症）、肝功能不全、慢性腎臟病或已至尿毒期、少數月經期女病人（謂之代償性月經）、更年期婦女（荷爾蒙不平衡）、急性敗血症。最危險的是鼻部的腫瘤，包括鼻咽部、鼻中膈、鼻竇部、兩側鼻壁的癌症或鼻息肉，都可能造成鼻出血。

一般而言，小朋友流鼻血時，如果只有鼻子部分而其他地方並無出血現象——例如皮下（出血時會有紫斑點）、腸胃（大便會帶黑色）、泌尿道（血尿）、口腔（牙齦流血或口腔黏膜有出血斑點）——而且也沒有貧血、淋巴結腫大或肝臟、脾臟的腫大，則就不須太擔心。

常常流鼻血的病人，則要進一步檢查有無身體其他系統的毛病，並由耳鼻喉外科醫師診斷是否有異物塞在鼻腔、先天性鼻內血管瘤或毛細管擴張症、鼻息肉、腫瘤、先天性鼻內結構異常等。

突然流鼻血常會使人驚慌萬分，鼻腔前端的血管叢有非常豐富的血液循環，一旦出血就如泉湧一般，而且量很多。過去有些醫護人員或學校的健康教育曾指導大家，要讓流鼻血病人躺下來或頭向後仰，拿冷毛巾敷額頭。其實這種姿勢是錯誤的，因爲向後仰或躺下都會使鼻血倒流回鼻後腔、咽部或食道。嚴重時如血液跑到氣管上端，會使病人呼吸嗆到，甚至阻塞氣道而造成窒息，如果鼻血倒流進食道，也會使胃中堆積大量血液而可能引發惡心、嘔吐或便血。

正確的急救方式是將病人先移到較陰涼處（如果是在外面），然後讓病人坐起來，頭微向前傾，一方面讓部分鼻血流出鼻腔，一方面可以減少血管壓力及頭部的充血，病人身後應鋪有靠墊，如病人頭昏則可採取半坐臥姿勢。不過少數病人可能昏迷不醒或發現血壓太低，脈搏快而弱，則就可讓病人平躺，肩墊高並使頭後仰。

大部分人可用下列簡單方法止血：將大拇指按住出血側的鼻翼約五～十分鐘，出血即會停止。如兩邊鼻孔都出血，則可用拇指及食指捏住兩鼻翼，而改用嘴巴來呼吸。如果止血不太順利，可以再拿乾淨棉花（臨時急用可用衛生紙捏成小長筒形狀）緊緊塞入流血的鼻孔內，再以手指壓住鼻翼。爲使呼吸道不塞住，要小心除去口內或後咽部的血塊，頭並轉向流血的一側。另外也可拿濕的冷毛巾冷敷鼻子兩側或眼下臉頰，減低血流，對止血可能稍有幫助。

這樣做還是流血不止的話，就必須儘速求醫了。鼻血如果來自鼻腔後端，光以指壓很難壓迫到出血點，往往需要醫師以棉花加上血管收縮劑、凡士林紗布的填塞，或是以硝酸銀或電燒法來燒灼血管，才能有效控制，這是因爲鼻後腔的出血，往往是從較大的動脈而來，情況較爲嚴重。

另外，如兩側都出血，而且分別有出血點，則可能要考慮血液上的疾病。

對有習慣性鼻血的小兒，應教他們儘量不要隨意去摳鼻孔。有過敏或有鼻竇炎的情況，則要由醫師好好治療，以減少發癢、發炎、結痂、充血的可能。常夜間出血者，可以睡前在稍清理鼻腔後，在黏膜上抹一層含抗生素（例如金黴素）軟膏，一方面可殺菌，一方面使其滑潤而不致太乾燥，並促進傷口癒合。如一禮拜內鼻子曾出血，則不要再去動此一鼻孔，因爲此時血痂剛形成，一碰很可能又會出血如注。如出血太頻繁，一定要帶給耳鼻喉外科醫師處理，並注意有否貧血現象。

小娃娃從床上摔下來了

小兒科門診常會有些媽媽，抱著啼哭的小寶寶匆忙進來，急著問醫師：「他從床鋪摔到地面了，怎麼辦？」小兒跌倒或從床上、樓梯、戶外遊樂場、學步車摔下來的經驗，相信每一家都有，此種意外有時相當難免，特別是剛學會走路的小寶寶，更容易跌倒撞到頭部。

頭部外傷有時會在頭皮上腫個包，或是有裂傷而出血，看起來很可怕，其實多半沒什麼大礙。顱骨下的腦部有無受損，才是重要的。頭上腫的包包，不要用力去搓揉，以免造成更多血管受傷。瘀血腫最好的處理是冰敷一兩天。

一般人最怕的還是腦震盪，以整個顱內受傷病變而言，實際上腦震盪是最輕微的，較嚴重的還有腦挫傷、腦出血。腦子在顱骨內，像是一塊大豆腐緊緊放在密封罐頭裡，如果罐頭受外力衝擊，豆腐不免會受「震盪」有點變形，但其整個結構或內容應並未破損，腦震盪的意思有點類似此。

腦震盪的症狀是，受傷後有一小段時間會目眩、茫然、失去知覺，然後逐漸醒來，在廿四～四八小時內，可能會有惡心、嘔吐、頭痛、頭暈，如果沒有越來越嗜睡或人事不省，則多半都可恢復正常。人事不省越久則預後越差。有的人在醒後會有遺忘症，部分人是把撞到以前的所有事都忘了，部分人是想不起撞了以後所發生的事。

多數腦震盪是暫時的，而且也沒有什麼治療性的藥物可用。比較怕的是腦挫傷及出血變化。腦挫傷是指腦部受撞擊後，有一部分被「擦傷」，可能會有一些像「烏青」的變化，常會造成腦部的水腫。腦出血則包括有硬腦膜上或下的出血，以及蜘蛛網膜下出血。最嚴重的是腦內的出血了。

典型的硬腦膜外出血是，病人從昏迷中醒過來，好像已沒事了，但過一段時間，又再昏迷。這也是一般家長最該注意的。此種出血是漸進性的，當血塊慢慢堆積、擴大而壓迫腦部重要的血管、神經組織或生命中樞，才會出現代表危險的徵候。

一般而言，跌倒撞及頭部，如果從頭到尾都沒有喪失知覺，則大約都不會有什麼大問題。家長們常要求照照頭顱的X光，看是不是有腦震盪，其實腦震盪是無法從X光上看出來的。X光只可以看顱骨是否有骨折現象，進而猜測或注意有無哪一條血管可能已破裂。水腫或出血、腦壓增加，都必須針對可疑病人，再做進一步的精密檢查才能知道，從X光上無從知曉。

家長可能會希望醫師在門診馬上就告訴他們：小寶寶的腦部有沒有問題。雖然多數小朋友的摔倒都是虛驚一場，不過除非嚴重外傷，否則大多還是要回家好好再觀察變化，有時要過了一兩禮拜，沒什麼問題出現，才可以說大概沒事了。

摔地後六小時內，因可能會惡心、嘔吐，所以儘可能暫時禁食，但可給點開水。頭痛厲害，可在醫師同意下，給予口服普拿疼。家長也須注意小嬰兒的頭囪門，看是否有膨出現象，因可能代表有出血或腦壓上升。定時去觀察小兒，看是否精神良好或照常玩耍。如在晚上，最好三、四小時即叫醒他一次，看是否會叫不醒，醒後的反應如何。

如果有下列狀況，則要再送急診檢查。要注意的是必須看外科，而不是看小兒科。這些包括：一直叫不醒、已過了好幾小時仍然嘔吐不止或頭暈、頭痛仍很厲害、頭部僵硬、不能動、摸就痛得大叫、心跳變慢、有單邊上下肢軟弱無力現象、視力變模糊或有雙重影像、以燈光照其眼睛發現瞳孔兩邊大小不同或對光的反應變慢、耳朵有出血、說話含糊不清或困難；當然如進一步有抽筋、高燒、神智迷糊、甚至人格改變、昏迷不醒，不必提醒也知道該火速送醫。

對腦部受傷的病人，並沒有直接特效藥可用，醫學上也沒有什麼治療腦震盪、防止腦出血的「顧腦」注射藥。市面上有時可見到一些腦外傷的注射劑，大多可能只是安慰家長心理的「安慰劑」而已。醫師所能處理的只是觀察是否有腦水腫或腦壓上升，給予降腦壓的措施；發現出血塊而開刀取出來，以防壓迫腦組織；另外就是針對因神智不清、昏迷可能產生的種種併發症給予治療，並維持心跳、呼吸、新陳代謝、肝及腎功能的正常，讓病人度過危險期。

小兒吃藥最好在飯前

許多人認為最好在飯後吃藥，以免「傷胃」，但對小兒科病人而言，飯前吃藥可能是比較適當的作法。

當食物剛在胃中打轉時，幽門是緊閉的。在飯後才服藥，藥物與食物一起停留在胃內翻攪，會延緩進入小腸的時間，吸收也就慢了。一些解熱鎮痛劑或抗生素通常都需要時效性，在空腹時吃才能及時吸收，早點發生效果。小朋友生病時所吃的藥大部分是這一類，所以在飯前吃的吸收比較好。

小孩子餵藥時，常會猛力抗拒或緊張，在駭怕、啼哭、腹壓增加時，藥物極易又嘔吐出來。如果剛吃過奶或飯，更容易造成嘔吐。空腹時吃藥，或許比較不會吐。

大部分藥物的藥效只有六～八小時。習慣上吃藥方式多是每日四次，即每餐飯後及睡前服用。不過，小孩通常比較早睡，晚飯後吃藥，九點就寢前又吃一次，兩次間隔只有兩小時，會使藥性太強。如能在飯前吃藥，即下午五點多吃一次，睡前再吃一次，間隔就比較平均了。

小兒的胃黏膜要比成人「強」得多，可能是小兒期胃黏膜的保護機構比較健全，由小孩少有胃病此一現象即可證實。除少數藥物的酸性或鹼性特強外，大多數的小兒藥物都可在飯前吃，而不必擔心「傷胃」。

理想的給藥方式，特別是急性感染或有發燒時，爲了維持藥物在血中的濃度，六小時吃一次藥最佳，但事實上卻有困難，因爲很多小孩無法半夜起來吃藥。當感染嚴重時，最好還是遵醫囑，每六小時（空腹）吃一次。至於燒已退，症狀改善以後，則可彈性改爲三餐飯前及睡前吃，也就是白天間隔四～五小時吃一次，夜間則爲九～十小時。每天四次的藥，就應該盡量平均分配爲四次，在一天內吃完。如果少吃一兩次，藥效可能就打折扣了。

新生兒對藥物的吸收較慢，排泄也慢，給藥常只要八小時一次即可。嚴格而言，如無大礙，新生兒應儘量不要吃藥，如果要也必須用藥水或糖漿，不可用藥粉。另外，像止咳劑、類固醇、某些抗生素、抗過敏藥都不該給新生兒吃。不管是六或八小時吃一次藥，餵奶前吃總是比較好，因爲小寶寶常會吐奶，多少會妨礙藥物的吸收。

怎樣給小兒吃藥

對某些年輕的父母而言，小寶寶生病了，最頭大的事情之一，就是爲他灌藥，而且在台灣，爲小兒做的各種藥用糖漿不是非常普遍，價錢有時也較貴。有些醫師也不太喜歡光用簡單的藥水來爲小兒治病，不少家長也誤以爲藥越多越大包才越有效，只吃兩瓶藥水，「怎麼會痊癒？」因此灌藥就更加麻煩了。

或許是日據時代前輩醫師留傳下來的習慣，不少醫師仍然不論年齡大小，一律以一包包藥粉方式開藥給小朋友，而且裡面份量一大把，味道也不好，小朋友吃藥也因此多了不少掙扎。依個人淺見，四、五歲以內的小兒，給藥應該儘量以糖漿藥水的方式，不但味道較甜，幼兒較易接受，且可避免萬一粉末不小心被嗆到跑入氣管造成的危險。

在此也盼望台灣的藥廠，能儘量將小兒常用藥，開發成糖漿的形態，方便醫師使用。如果每一種藥都能做成藥水或糖漿，且份量不要太多，同樣可以達到效果的話，則所有藥粉應都可以拿藥水代替，小朋友也不必在灌藥粉時，因味道不佳而哇哇叫了。

事實上一般常見的小兒病，有很多是可以自癒的。有時症狀雖多，但不一定每一個症狀都需要藥物處理，因此也不必在一個病人身上使用五、六種成份以上的藥。換言之，用藥其實不要太複雜，選擇重要症狀加以治療即可，只要病好了，其他症狀都會跟著消失，如此藥量或藥的種類就會單純得多。

四、五歲以下的小朋友，最好全部用藥水，而四、五歲以上，如果還沒有能力吞藥丸，只好將藥粒磨成粉，再配合一點糖漿吃。

一般吃藥粉大約是平均六小時就要吃一次，有的是單獨吃，有的要配合藥水一起吃。吃藥的原則是空腹吃比較好。因爲肚子空時吃藥比較不會嘔吐，而藥的吸收也較好。如是飯後吃，晚餐那一次藥與睡前的間隔可能會太近，改爲飯前吃（約下午五點多），睡前再吃一次，間隔即合理多了，也可達到每天吃四次的規定。

在吃藥粉的時候，可以將藥粉置於小湯匙（尖而長的），先加一點開水攪拌，再放一點果糖、白糖、蜜、方糖等較甜的成份作配料，然後將病兒抓好，把整個湯匙的內容物，深入舌頭後面灌進去，此時可以馬上以一匙開水或甜水或糖漿再灌一次，以沖淡苦味，俟小兒安靜點後，再給予一片餅乾或一塊糖果，使其能享受一下甜味，並化解剛才餵藥的恐懼感。如事先告訴小朋友，等一下吃完藥可以有一塊巧克力可吃，說不定他會心甘情願高興地把藥吃完。吃完糖果當然不要忘了要去刷一下牙或漱口。有咳嗽時，吃藥仍可以加糖。

餵較小幼兒吃糖漿時，當然也可以使用小湯匙。如果小兒抗拒得很厲害，可嚐試以滴管慢慢一滴滴灌進口中，也可拿注射用的塑膠針筒（除去針頭），慢慢將藥水滴到小朋友嘴裡。市售有一種灌藥器，亦可試用看看，原則是希望能儘量灌入咽部深處，且藥水不會濺出來。

有時候藥水或藥粉可以混在果汁內，加甜一點，然後讓小寶寶自己喝，說不定他感覺不出來。必要時可將藥加入奶水中，使其不知不覺吸進去，不過這不是理想方式，如果小寶寶嚐出藥味，則恐連以後的任何奶水都會加以抗拒。一定要將藥放在奶水中的話，則奶量要泡少一點，以免小寶寶不肯吃時，連奶水都浪費掉了。

對能聽得懂的小朋友，事先作好溝通，讓他充分了解吃藥可以對他的症狀或痛苦有所幫助，早日恢復健康，或許吃藥的過程就會比較順利了。

較大的兒童，如果有能力吞藥丸，那就簡單多了。一般過了六、七歲（有人更早就會），應是可以練習吞藥丸的時機。練吞藥丸必須利用平時，不要在已生病才叫他開始試吞藥丸，屆時可能因種種不舒服，更吞不下去，也會因嘔吐及苦味，而對吞藥有恐懼感。

平時無生病時，不妨買一點維他命糖衣錠，來讓小朋友練習吞藥。什麼牌子都無所謂，只要是體積小一點的綜合維他命糖衣錠，便宜的即可。先將藥丸放在舌頭最深處（舌根），頭稍後仰不要動，保持嘴巴張開姿勢，藥會粘在舌根上，然後拿一杯開水（眼睛不要瞄杯子），很快地將開水沖下喉嚨，並要小朋友不要想到嘴內有藥丸，只要想像「石門水庫放水，是不是一下子會把所有東西例如汽車都一齊沖走？」如此一下子可能就把藥丸吞下去了。只要會吞，知道要訣，以後就無問題。至於選擇糖衣錠，是考慮如果吞不下去，藥停在嘴內溶解仍不致有苦味，小朋友不會害怕或太苦而嘔吐，下次更吞不成。

剛吃下藥又吐出來，要不要馬上再灌一次呢？如果是一兩分鐘內就整個吐出來，藥物顯然完全沒進入腸道吸收，所以可能還是要再吃一次，不過因爲小兒此時處於躁動、哭鬧、拒絕的情緒中，馬上又灌藥，可能又會舊事重演。因此最好再等一陣子，好好再哄他，把藥再弄甜一點，萬不得已多點人手灌藥。吃藥過了半小時再吐，則可能吸收了部分，就不必再吃一次了。如果拖了幾小時，連續三、四次都吃不下藥，那只好一切暫停，向醫師求救，說不定半天、一天都不吃藥，待其自然恢復反而較好。病情較嚴重時，遇到完全吃不下藥，有時就只好依賴打針了。

無論什麼藥，或怎麼吃，最重要是按時吃藥。有許多病確實是可自癒，但某些症狀卻可因藥物獲得改善。有些細菌感染的疾病，或是過敏、氣喘，則藥物的幫助很大。有的家長把三天的藥，拖了一禮拜才吃完，藥的效果就降低了。也有的家長求癒心切，把三天的藥在一天半就吃完。這都是不對的治療方式。

爲了作息習慣，小朋友的藥常是每天四次，即在三餐（最好都是飯前）及睡前各吃一次。如果每天睡覺時間很長（有的小朋友每天要睡十二小時以上），那就要另外彈性調配吃藥時間，即清醒時四小時吃一次藥（並且選擇空腹時），原則還是希望每天平均把四次的藥吃完。

六小時吃一次跟每天吃四次，是不完全一樣的，雖然前者同樣也是每天四次。每天四次的最後一次是睡前，與次晨吃藥時間間隔了八或十小時以上，而六小時一次通常以抗生素爲多，爲維持藥物在體內濃度，間隔太久可能效果差很多。碰到此情形，最好仍遵醫囑六小時一次，比較方便的方式是以十二、六、十二、六的算法，即中午十二時、下午六時、半夜十二時、清晨六時各吃一次，時間方不致亂掉。

至於吃藥後，症狀已經改善很多，要不要再繼續把藥吃完或再多吃幾天藥，應該請教開藥的醫師，不可隨便聽信旁邊外行人的胡亂建議。有時該多吃幾天藥，以防止可能的後遺症——例如預防鏈球菌咽炎形成風濕熱、預防中耳炎未治療徹底而成中耳積水或乳突炎，預防泌尿道感染將來變慢性腎衰竭或尿毒、預防氣喘未控制好而影響肺功能——就該遵醫囑多吃幾天藥。藥物是不是有什麼副作用，相信開藥醫師會比家長更了然於心，與其擔心「藥吃多了會怎樣」，何如擔心「不這樣吃藥病人會怎樣」。大人之成長已告一段落，小兒隨時都在成長當中，許多器官都未定型，有時治療不全，可能會造成器官破壞，影響終生。

無須緊張的小毛病

小朋友有一些身體的小問題，事實上不處理也無須擔心，而家長卻十分緊張。這裡介紹幾個例子：

地圖舌

很多小兒舌頭上有類似剝了一層皮、一圈一圈的白色圖紋，看起來像是「破」了。這種變化叫做地圖舌，原因不明，很多正常的小朋友都有，在有呼吸道感染時會更明顯。

長地圖舌的人，不癢也不痛，也不須要去擦藥、吃藥，通常長大了自然會消失。

舌繫帶太短

許多人都以爲，講話含糊不清「臭聆呆」的小孩，都是因爲舌繫帶黏得太緊的關係。甚至還有許多醫師（包括牙科大夫）都認爲：看起來較短呈W型的舌繫帶，都須要剪，使舌頭能自由伸長一點，以後才不會妨礙講話。

他們都錯了。講話口齒不清，外公說成「外鐘」，這完全是個人訓練，以及大腦語言中樞的問題，跟舌繫帶一點關係也沒有。很多專家都證實，將舌繫帶剪一刀，並不能改善說話的咬字毛病。「臭聆呆」或講話結巴不清楚，要先檢查是否聽力有問題，其次要針對其精神心理狀態作評估，然後再由語言矯正專家給予適當訓練。

實際上成人社會中，講話口齒含混的人，非常少見，除非是顎裂未開刀或智障者，但咬字有毛病的小孩卻不少。可見這些問題在長大後，大都會自然改善，並不須要靠剪舌繫帶。

眞正的舌繫帶「太短」病例非常罕有。而舌繫帶太短所影響的只是捲舌音而已，小孩要用捲舌音，大約要上幼稚園大班或小學才有機會，因此五、六歲以前，實際上可以先不要去理會舌繫帶的長短。換言之，即使眞的舌繫帶有問題，也是要在五、六歲時再考慮就可以了，在此之前都可不理它。

新生兒舌繫帶一般都黏得比較緊，看起來好像很短，不過應該都是正常的，新生兒尤其忌剪舌繫帶，以免判斷錯誤、白挨一刀，也可減少感染危險或增加餵奶的不便。不少「育兒中心」爲新生兒剪舌繫帶，可能是未充分了解什麼叫做舌繫帶太短，不完全是爲了生意經。

如何判斷舌繫帶是否太短了？很簡單，只要舌頭尖可以超出牙齦就是正常。怕小嬰兒舌繫帶不正常，只要以乾淨棉棒沾一點糖水讓他吃，看到舌頭能吐出口腔，保證就是正常的。

白色糠疹

不少上小學的兒童，雙頰會有一小塊一小塊淺色白斑，有的會有糠狀鱗屑。有人說是癬，有人說是台語的「白趙」。正確的名稱是顏面單純糠疹或白糠疹。

此白斑形成原因不明，可能與日曬或冷風有關係，在青春期後即會不藥而癒，因此根本不須去理會。

肚子「膨風」，又趴著睡

學齡前的幼兒，肚子多是圓鼓鼓的，人類發育的體型本就是如此，而幼兒因小腸有氣，不像成人只有大腸會有氣體，因此看起來都是大大的，敲起來會砰砰響。除了少數眞的脹得很厲害外，否則小兒有「膨風」，其實都是正常的——不膨風才有問題哩。

隨著年齡增加，體型增高，小腸氣減少，肚子就會縮小，所以家長平時不必過份重視肚子的「膨風」。

有的小孩睡覺的習慣較怪，姿勢也很多變化，有的人會翻過來翻過去，床頭轉到床尾，好像一夜不得安寧，其實他睡得很熟，幾年下來都是如此，亦沒什麼問題發生，像這樣的小孩，就順其自然，一段時間就會改善。如果喜歡趴著睡，將屁股翹得老高，也無關緊要，更不須爲此就吃「打蟲藥」。

新生兒鼻塞「喉嚨有痰」

非常多的小嬰兒，在三、四個月內，感覺上始終有鼻塞或有痰在「喉嚨」，鼾聲很重，特別是在睡覺或吸奶的時候，有時還會打好幾個噴嚏，或流點鼻水。此情形常被家長認爲是「感冒」，或是出生時「痰沒抽乾淨」。

其實，這只是因爲小嬰兒鼻黏膜對外界溫度、濕度、空氣汙染的一種敏感反應，以及脖子太短、太胖、鼻腔很細、有鼻屎（鼻分泌物加上空氣中灰塵），再加上鼻後腔較窄，甚至有人是淋巴組織較多之故。這種情形，大多數人會在至遲四個月以後消失。只要精神、體重、胃口正常，都可以不用擔心。

如果鼻塞聲音太重，可以拿手電筒照照鼻腔，看到有大塊鼻屎在鼻孔，不妨以細綿棒輕輕挑出。鼻屎如不斷，或有黃膿鼻涕流出，則須要帶給醫師檢查。

太會流汗

幾乎每個家長都抱怨自己小孩很會流汗，有的人還刻意去舔舔汗的味道，並要醫師解釋。流汗是一種調節體溫並平衡身體水份的重要機能，因此流汗是該有的生理現象。小朋友由於各種器官及神經功能的敏感度、成熟度與成人不同，加上較好動，比成人會流汗是很正常的。另外，家長以為多穿衣服就不會生病或感冒，所以拿自己標準，爲小孩儘量添加許多衣服，小孩太熱，當然會流更多的汗。

少數藥物對交感神經有刺激作用，有時會使病人流較多汗。退燒藥也會令人流汗，其目的是爲降低體溫，不流汗的話，燒就不會下降了。有的病本就會使病人不由自主地流汗。流汗既是一種生理反應，因此並沒壞處，如有引起體內脫水或電解質不平衡之虞，病人身體可以自然調節或因口渴而要求喝水、要求吃東西而恢復。因此流汗會使人「虛」，完全是不合科學的說法，西醫亦沒有此理論。

流汗不會使人的皮膚毛孔張開而讓病菌侵入，流汗多或汗沒擦乾，也不會降低人體抵抗力、或比較容易感冒。所有這類說法都沒有學理根據，西洋醫學教科書也從來沒有此內容。

總之，流汗是正常的現象，跟每個人體質不同也有關係。較會流汗的現象，長大了也多會消失。

幾個量血壓的小常識

最近各界在推廣量血壓服務，很多人買血壓計在家自己量。量血壓的基本技巧是，把止血寬帶綁在上臂後打氣，讓血壓計中的水銀柱上升，慢慢放氣後，以聽診器輕壓肘關節，聽到動脈開始跳動聲，瞬間所見的水銀柱高度就是收縮壓；當聲音聽不見時的水銀高度則爲舒張壓。有幾個較常見的小疑惑，討論如下：

——血壓低就是貧血嗎？

錯了，血壓與貧血並無關連（除非大出血），驗耳朵血才能知道有否貧血。血壓低些（許多女性如此）但毫無症狀，則犯不著緊張，因爲這是此人最適合的血壓，這種人有時反而比較長壽。

——量一次血壓即可診斷高血壓症嗎？

許多狀況會影響到血壓變動。最好是在同樣平靜的條件下、同一醫師、同一血壓計，連續兩、三次以上測量後，再作判定。

——爲何醫院大都不用電子血壓計？

以準確及穩定性而言，水銀型還是最佳。雖然電子型在某些變化下會有偏高現象，但家庭使用仍不失其方便。你不妨帶它去找你的醫師比對一下誤差，再開始用它來測量。

——左右手的血壓有差異嗎？

多數人沒有什麼差別，不過，有些人右手的血壓會比左手高些，但不會超過十毫米水銀柱。這種差異與動脈分支構造有關。如果相差到廿毫米以上，則要進一步檢查。

——坐著量血壓與站立、躺下是否一樣？

站立時血壓較低，平躺時高些，坐姿則居中。

——剛量過血壓覺得不對，可以馬上再打氣量第二次嗎？

此時，最好先把帶子鬆開，休息一兩分鐘，讓血液回流正常後再重新量，否則可能出現偏差。

——有人說，舒張壓是從脈搏聲變弱時算起，也有人說要到完全聽不見才算，到底那個對？

英國學者主張前者，但現在一般都依美國學者的意見，即完全聽不到脈搏跳聲時，才是舒張壓。

另外，有人在脈搏跳動開始時聲音較弱，水銀柱下降一部分後才轉大聲，或是中斷了又開始；這類情形，收縮壓都該從第一次聽到聲音時算起。

——量血壓時要注意什麼問題？

被量的人要放鬆心情，上臂衣袖要褪盡，不要擠成一堆。綁止血帶時不要太緊或太鬆，帶子寬度以十二至十四公分最佳，太瘦或小孩使用標準止血帶量時都會偏低，太胖的人則會偏高。打氣時要快，而且要讓水銀達足夠高度，放氣時則必須緩慢，才不致量起來偏低。聽診器應放在關節皮膚處，不要太用力壓迫。

如何為小兒找醫師？

許多家長常爲小兒生病時，該找什麼科的醫師治療而困擾，特別是大醫院分科如此之細，叫人無所適從。以下試提幾個小兒病人選科的原則，供大家參考：

——疾病雖有許多種，診療上卻可大分爲內科與外科兩大類。內科療法主要是以吃藥打針爲原則，在診斷上很注重全身性之狀況及各器官相互牽連之問題。像小兒各種感染（如呼吸道、腸胃道）、過敏性疾病，都是以內科治療，極少須要動用到外科方式。外科是使用一些器械「動刀動槍」，多是注重某一部位之治療。像眼科、泌尿科、耳鼻喉科都是外科系統的範圍。

肚子痛如是腸胃炎，則只須內科性治療，如是盲腸炎則吃藥無效，一定要開刀，此時就要由外科治療了。但一般人肚子痛開始多是先找內科，不會馬上自己去看外科醫師，因爲病人不會知道所患的病是屬於內科或外科。另外，在看病時也可能有數種症狀併發，例如發熱且咽痛，同時有嘔吐、食慾不振，此時總不能爲了咽痛去看某一科，而爲了嘔吐又看另外一科，把整個人都拆開，事實這些症狀都互有關連。

小兒病人常見毛病幾乎都是以內科療法爲多，除非有明顯的外傷或外科性緊急狀況。在搞不清楚時，最好還是先從內科著手，亦即以內科診療爲第一線，至於有無必要加上外科性治療，醫師會幫病人決定。小孩的內科就是小兒科。

——醫院所設的細分科，像胃腸科、胸腔科、血液科、心臟科、腎臟科等，指的都是成人而言。小兒細分科是設在小兒科內，亦即如小兒血液病人，是找小兒科內的小兒血液病專家治療，而非找醫院中的血液科。

——近年許多科的醫師都加入小兒科接種工作。打疫苗其實只是小寶寶做例行健診中的一小部分。家長應視此爲了解小寶寶的發育、營養、餵食、精神心理狀態，而非只爲了打一針。爲求較高醫療品質，儘量找小兒科（或家醫科）醫師做接種或諮詢，發生外行錯誤的機會就較少了。

總之，除了牙疾、明顯單純眼疾、外傷，其實小朋友無論身上哪一部位有毛病，都可以而且也應該先找小兒科醫師（或家庭醫師）做初步診查。當醫師認爲必須由某一科醫師對某一部位做進一步特殊診療時，再由醫師安排。如此不但可顧及病人全身上下各狀況，避免開始即偏重某一器官系統，更可以減少一些不必要的外科性治療。這應該是保護小寶寶最好的方法，父母也不必再爲找什麼科大夫而迷惑了。

家庭醫師是最好的諮詢顧問

最近醫療諮詢協會在一群熱心的婦產科醫師配合下，發起第二意見諮詢服務。筆者一向主張，醫療服務不比一般消費行爲，看病也不該像逛商店一樣。但醫師水準不一，像開刀這種大的決定，徵詢第二意見，或與你平常熟悉固定的醫師商量，絕對有其必要。今醫界有人主動提供此服務，除了值得推崇外，此一行動標榜只有諮詢服務，不參與醫療，更彌足珍貴。

值得注意的是，第二意見功能應在集思廣益，爲病人尋找最理想的醫療方式，而非製造病人與醫師間的猜忌。消極方面，可促使醫師下決定時，更爲審愼。不過，病人也要了解，有些醫療方式在目前可能仍有爭論，不一定誰對誰錯。更不必過分迷信大牌，導致不必要的誤會。相信絕大多數的醫師都是爲病人著想，只是看法與經驗不同而已。

事實上，不可能每個人都可以方便地獲得第二個中肯的意見。只要平常有值得信賴的家庭醫師，作爲諮詢顧問，應該是更理想的方式。剛生病時，不管是哪方面的問題，先由家庭醫師初步問診與檢查，再由他決定轉介給其他醫師，並全權聯絡安排；或在緊急情況下，先就醫後，立即聯絡家庭醫師。由他再與治療醫師諮詢會商，了解病情及提供意見；如此，總比病人一個人隨便闖入全然陌生的醫院，心懷戒愼恐懼，要來得心安得多。

當有必要做重大醫療處置時，家庭醫師雖非專家，起碼知道某些手術或醫療的適應症。如病人當初即是家庭醫師轉診，治療的醫師比較「不敢」隨意做不必要的治療或開刀。因爲在同業圈子中傳出，名聲不好聽，其他醫師也可能自此後不再轉介病人給那位醫師。另一方面，家庭醫師也可在與治療醫師會商後，根據各種資料及徵詢其他醫師意見，幫忙病人做適切決定。以前述第二意見諮詢服務而言，病人如在服務專線及原來婦科醫師兩種不同意見之間兩難時，家庭醫師可以扮演更適切的中介角色。家庭醫師可以定位在「保母」及「顧問」之間，一個醫師或可能爲自己私益去「唬」病人，兩個醫師「狼狽」爲奸的機會就少多了。

台灣的家庭醫師或許尙未訓練到完善的水準，但民衆一定要先建立這方面的觀念與就醫的習慣。如果有一天，所有住院或開刀病人皆是先由家庭醫師檢視，再安排轉介到大醫院，則每位病人至少能受到兩位醫師在病體上的照顧，及心理上的支持，而不再有任人宰割的疑慮。我想，這也是家庭醫師制度所以存在，並在各地推廣的主要原因。

轉診對病人有好處

轉診制度是世界各國行之有年的醫療方式。獨在台灣會遭受反對，這顯然是因爲過去政府錯誤導向，大醫院善用媒體宣傳，現在又溝通不良、觀念不清，加上既得利益在一旁煽火所致。其實，轉診不只可以省錢，至少還可以爲病人帶來下列好處：

㈠病人直接赴大醫院就診時，往往會對繁多分科茫然，因此可能掛錯科別、找錯專家、耗費時間、精力，甚至延誤病情。由基層醫師初步過濾及轉診，醫師可代病人選擇最正確適當的專科與醫師，另外可爲病人做病況治療及進展的整合、解說及協調工作，病人就像有顧問陪伴，比較放心。

㈡過去病人直接到大醫院，往往發生被拒收或無法遂所願做想做的檢查。轉診以後，病人能受妥善安排，絕不致有拒收的困擾。醫師與醫師間的聯絡，對病人更有較大保障。

㈢轉診以後，由於病人已經過濾並有初步診斷，專家可以很快掌握病情，必然會對病人付出較多的注意與心力，這不但是爲了維持同行間的聲譽，也爲了對轉診醫師有所交代，因此，病人絕不致被輕忽或任意處理。

㈣病人直接到大醫院，在種種因素下往往做了過多沒有必要的檢查與治療，這些程序很可能對病人有害。另外，由於部分病人在大醫院浪費了寶貴的醫療支出，相對使廣大的郊區、鄉下或不願到大醫院就診的病人，只能得到極低廉的醫藥給付。轉診以後，由於經費的再分配，到基層單位看診的醫療給付必會較從前提高，使病人也能享受更高的醫療品質與服務，這是一種良性循環。

轉診後，眞正病重者在大醫院必可受到更佳照顧，這是因爲大醫院的醫師、設備及人員不必再浪費在普通病人身上。不轉診，所有病人擠在一塊，每個人只能分到極短時間，大家都沒好處。

另外有幾個要澄清的疑惑是：

——轉診不會使「小病變大病，大病變無命」。目前尙有許多未加入勞保的民衆，平常都在一般基層單位看病，可曾聽說有多少人是小病變大病、大病變無命的？多數疾病有一定病程，如果剛開始就到大醫院，要變嚴重還是會變嚴重的。大醫院如那麼高明，何以每天還有那麼多人死在大醫院？其實，在「三長兩短」的大醫院門診，醫師因匆促而失誤的機會，說不定要比小診所醫師來得多。

——現在醫療糾紛如此多，沒有醫師會傻到硬把病重或能力不及照顧的病人留下來，增加麻煩。何況在轉診制度下，只要病人或家屬自覺不對勁，隨時可以離開而逕至大醫院掛急診。醫師如任意留住病人，不但可以訴之勞保局，勞保局也可隨時對不法基層醫院處罰或註銷資格。

為使轉診順利推動，政府似不應以省錢的理由去說服保險人。個人建議，政府應該聘請一些熱心的醫師，向民衆提出較內行的意見，對大衆做明確的溝通；衛生署對基層醫師的素質，也應有所說明；對慢性病的領藥方式，則該有一套使病人放心（例如一次可領幾天藥）的制度。光要保險人「共體時艱，節省醫療資源」，當然無法引起共鳴。

大病看大醫院，小病看小醫院？

台北縣市九所公私立區域醫院，元旦起開始試辦雙向轉診，以落實醫療分級。醫界強調其目的是要達成「大病看大醫院，小病看小醫院」。這些年來此一口號相當流行，但一般民眾卻對其並不太了解，更有不少疑惑。依個人看法，這種「大病、小病之分」的觀念，應該進一步修正，而以更易懂簡單的觀念代替，比較實際。

「大病看大醫院，小病看小醫院」對病人而言，常常很難分辨自己得的是大病或小病，究竟到什麼醫院比較適合，就更難決定了。有些人特別慎重，寧可視每一次的病都是大病，不能輕忽。另外，有的病看起來當初只是小病，背後卻可能隱藏著大病的先兆，只是症狀尚不明顯而已。因此由病人自己判斷有時造成浪費，有時更造成危險。

理想的醫療方式，可用另一種觀念來代替。那就是：不管您得的是大病或小病，除非在緊急狀況下，最好由您固定的醫師（也就是廣義的家庭醫師）先診察。目前醫界包括衛生署，正在推廣家庭醫師制度，所指的就是這樣的看病方式，而不是單純的「大病看大醫院，小病看小醫院」。我們也可以換一句話說，不論大病、小病，首先要看的都該是基層的、住家鄰近的、親切像朋友般的家庭醫師。看完病後，再由家庭醫師決定，是否就地處理，或是另外安排，轉診到更上一級的大醫院做進一步診療。在此同時，家庭醫師也與大醫院方面保持密切聯繫，了解病人後送後的種種處置經過。當病人治療告一段落，在雙向轉診下，會將「摘要病歷」送轉原來的家庭醫師，病人也再回到家庭醫師處繼續追蹤治療。

單純的一句「大病看大醫院，小病看小醫院」，會使一般人誤以爲，基層醫師對大病一竅不通，光會處理小病，事實並非如此。經合格訓練的基層家庭醫師，應該是廣泛性地對許多大、小病都有概括性認識，只是對許多重大疾病的處理細節，較無深入了解，或囿於團隊人力及設備，不能做治療而已。事實上由於家庭醫師看的面比較廣，考慮的比較周到，對整個病情的了解，可能比一向只看大病或專門看身上某一小部分（雖對此部分十分深入）的醫師，來得更多。

美國的醫療保險規定，病人在選擇門診醫師時，只能先看三科醫師：小兒科、內科及家庭醫學科。根據專家研究，九成以上的門診毛病可以在此三科醫師初步處理下痊癒。如果病人一開始就先找專科醫師看病，必須自己付錢，保險公司不給付。但如由上述三科基本醫師看過後加以轉介，則仍然可以使用醫療保險，此一作法不僅務實且節省不少醫療費用，因為專科醫師收費昂貴，而且有時直接找三科基本科以外的醫師，會做一些沒有必要的多餘治療，造成金錢及過程的浪費。

我們希望全民健保以後的政策，也朝向此目標，所有病人都先由家庭醫學或內科、小兒科三科基本科醫師診視或諮詢後，才決定如何治療。而不是比較膚淺的「大病看大醫院，小病看小醫院」一句話來代表。對茫然不知如何選醫師、醫院的病人而言，在良好的家庭醫師制度下，應可以得到許多幫助。

保健叢書㉘

寶寶生病怎麼辦 2

1994年7月初版　　定價：新臺幣220元
2003年4月初版第六刷

著　　者　王　英　明
發 行 人　劉　國　瑞

出 版 者　聯經出版事業股份有限公司
台北市忠孝東路四段555號
台北發行所地址：台北縣汐止市大同路一段367號
電話：(02)26418661
台北忠孝門市地址：台北市忠孝東路四段561號1-2F
電話：(02)27683708
台北新生門市地址：台北市新生南路三段94號
電話：(02)23620308
台中門市地址：台中市健行路321號
台中分公司電話：(04)22312023
高雄辦事處地址：高雄市成功一路363號B1
電話：(07)2412802
郵政劃撥帳戶第0100559-3號
郵撥電話：26418662
印刷者　世和印製企業有限公司

責任編輯　黃　文　明

行政院新聞局出版事業登記證局版臺業字第0130號

本書如有缺頁，破損，倒裝請寄回發行所更換。　　ISBN 957-08-1227-3(平裝)
聯經網址 http://www.udngroup.com.tw/linkingp
信箱 e-mail:linkingp@ms9.hinet.net

國家圖書館出版品預行編目資料

寶寶生病怎麼辦 2 / 王英明著 . --初版 .
--臺北市：聯經，1994年
320面；13×21公分 . -- (保健叢書；28)
ISBN 957-08-1227-3(平裝)
〔2003年4月初版第六刷〕

I . 兒科-通俗作品 II . 家庭護理

417.5 83005732

保健叢書

●本書目定價若有調整，以再版新書版權頁上之定價爲準●

(1)就醫經驗談(一)	李師鄭編	180
(3)就醫經驗談(二)	李師鄭編	180
(4)寶寶發燒怎麼辦	王英明著	180
(6)診療室雜記	王英明著	200
(7)寶寶生病怎麼辦(一)	王英明著	180
(8)百病經驗談	李師鄭編	200
(9)男女之間(一)	穆基編著	100
(10)男女之間(二)	穆基編著	150
(11)男女之間(三)	穆基編著	150
(12)男女之間(四)	穆基編著	150
(13)皮膚與美容	黃美月著	180
(15)百病訪名醫(一)	民生報醫藥新聞組編	250
(16)百病訪名醫(二)	民生報醫藥新聞組編	250
(17)認識醫療檢驗	劉麗芳著	180
(19)常見的耳鼻喉疾病	張肇雄著	150
(20)正確的病理按摩	吳長新著	150
(21)中國傳統保健法	吳長新、涂淑芳著	150
(23)刮痧養生保健法	吳長新、涂淑芳著	200
(24)刮痧拔罐健康法	吳長新著	280
(25)現代育兒經	林靜靜著	150
(26)三秒鐘健康人	林靜靜著	150
(27)小毛病自己看	林靜靜著	180
(28)寶寶生病怎麼辦(二)	王英明著	220
(29)女性生理衛生剖析	師明哲著	200
(30)一分鐘自然療法：21世紀健康指南	顏文松譯	180
(31)養生百忌	姚香雄著	180
(33)向病魔挑戰	李淑娟主編	130
(34)名人談保健	李淑娟主編	150
(35)體重控制食譜	行政院衛生署編著	220
(36)性字路上五十年	江萬煊著	150
(37)皮膚治療與保健	全鳴鐸著	250
(38)抗癌之道：認識癌症	繆國光著	250
(39)如何做菜最營養	洪建德譯	250

(40)別怕膽固醇	蘇大成、陳珮蓉等著	180
(41)全方位孕婦保健手冊	周輝政等著	200
(42)抗癌之道：面對癌症	繆國光著	220
(43)日常病痛的穴位自療	曾啟權著	150
(44)更年期婦女保健手冊	周輝政等著	180
(45)背痛不再來	錢基蓮譯	180
(46)從生活中自測疾病（1）	何權峰著	180
(47)新好父母：養兒保健實用手冊	陳偉德著	180
(48)保護胎兒健康：產前檢查知多少？	鄭博仁著	200
(49)抗癌三十八年	吳尚庚著	200
(50)子宮內膜異位症之防治	李奇龍著	180
(51)中國養生寶典	吳長新著	150
(52)生個健康的寶寶：遺傳與優生	鄭博仁著	180
(53)常見病調理要訣	姚香雄著	150
(54)從生活中自測疾病（2）	何權峰著	180
(55)不孕症及其治療	賴朝宏著	180
(56)化妝品的真相	張麗卿著	180
(57)走出頭痛的陰影	朱迺欣著	150
(58)膽固醇與健康：強心的秘訣	蘇大成著	180
(59)如何改善你的視力	黃介宏譯	180
(60)糖尿病飲食「都會通」	楊美瑩著	160
(61)八周完全健康術	李靜芝譯	250
(62)做個健美的女人	刁筱華譯	250
(63)健康妙法（一）：秘方與專業的對話	陳建宇主編	160
(64)健康妙法（二）：秘方與專業的對話	陳建宇主編	160
(65)台灣常用食物療效180種	鄭振鴻著	380
(66)自己做保健：物理治療運動圖解	卓瓊鈺著	160
(67)眼科常見疾病	林嘉理等著	200
(68)病榻經（一）	陳建宇主編	160
(69)病榻經（二）	陳建宇主編	160
(70)李秋涼養生菜餚	李秋涼著	280
(71)台灣十大死因與防治	陳建宇主編	250
(72)不孕治療之最新趨勢	李奇龍著	250
(73)塑身減肥IQ	曾啟權著	180
(74)認識穴位	吳長新著	200
(75)防癌與抗癌人的飲食	蘇昌信著	180
(76)氣功革命：郭林新氣功保健功法	袁時和著	250
(77)健康妙法（三）：秘方與專業的對話	陳建宇主編	200
(78)肝炎之診斷及治療	羅錦河著	200
(79)老人居家看護	賈淑麗等著	200
(80)營養師上菜	張正莉著	300
(81)伴你成長：日常生活的心理問題（青少兒篇）	吳靜美著	180

(82)常見婦女疾病	李鎡堯著	200
(83)活過100歲的養生秘訣	Thomas T.Perls等著	250
(84)四季調養藥膳	鄭振鴻編著	220
(85)如何使用維他命	李世代著	250
(86)早餐100分	鄭金寶著	250
(87)重建你的健康：安．威格摩爾博士與生機飲食	Ann Wigmore著	170
(88)化妝品好壞知多少：保養品成分剖析	張麗卿著	250
(89)思想曲：日常生活的心理問題（成年篇）	吳靜美著	220
(90)名醫會診室	戴慶泰等著	220
(91)家庭醫師的叮嚀	程劭儀著	200
(92)健康大贏家：一身的投資計畫	張正莉著	180
(93)皮膚奧斯卡：戲說皮膚	陳衍良 賴碧芬合著	250
(94)一藥治一病	姚香雄著	250
(95)健身伊媚兒：一分鐘健康塑身絕招	吳靜美著	200
(96)防老有一套：帶狀飲食	Barry Sears著	350
(97)神奇的穴位療法	林文勝著	200
(98)健康菜籃族：四季養生吃什麼？	張正莉著	180
(99)美麗與哀愁：整型外科的故事	蕭弘道著	180
(100)醫藥百寶箱：居家用藥高手秘笈	楊正敏著	180
(101)婦產科醫師的叮嚀	林正權著	180
(102)銀髮心：日常生活的心理問題（老年篇）	吳靜美著	180
(103)彩妝商品，妳選對了嗎？	張麗卿著	220

聯經出版公司信用卡訂購單

信用卡別：□VISA CARD □MASTER CARD □聯合信用卡

訂購人姓名：________________________________

訂購日期：________年________月________日

信用卡號：________ ________ ________ ________

信用卡簽名：________________(與信用卡上簽名同)

信用卡有效期限：________年________月止

聯絡電話：日(O)____________夜(H)____________

聯絡地址：□□□________________________________

訂購金額：新台幣________________________元整

（訂購金額 500 元以下，請加付掛號郵資 50 元）

發票：□二聯式　　□三聯式

發票抬頭：________________________________

統一編號：________________________________

發票地址：________________________________

如收件人或收件地址不同時，請填：

收件人姓名：________________________□先生 □小姐

聯絡電話：日(O)____________夜(H)____________

收貨地址：________________________________

・茲訂購下列書種・帳款由本人信用卡帳戶支付・

書名	數量	單價	合計
		總計	

訂購辦法填妥後

直接傳眞 FAX：(02)8692-1268 或(02)2648-7859

洽詢專線：(02)26418662 或(02)26422629 轉 241